RÉFUTATION

DES OBJECTIONS

FAITES A LA NOUVELLE DOCTRINE

DES FIÈVRES.

IMPRIMERIE DE A. BELIN.

RÉFUTATION

DES OBJECTIONS

FAITES A LA NOUVELLE DOCTRINE

DES FIÈVRES;

ou

DE LA NON-EXISTENCE

DES FIÈVRES ESSENTIELLES.

Mémoire en réponse à celui de M. CHOMEL, ayant pour titre : *De l'Existence des Fièvres*, etc., et au Rapport de M. FOUQUIER, sur ce Mémoire.

PAR LOUIS-CHARLES ROCHE,

Docteur en Médecine de la Faculté de Paris, ex-Chirurgien militaire.

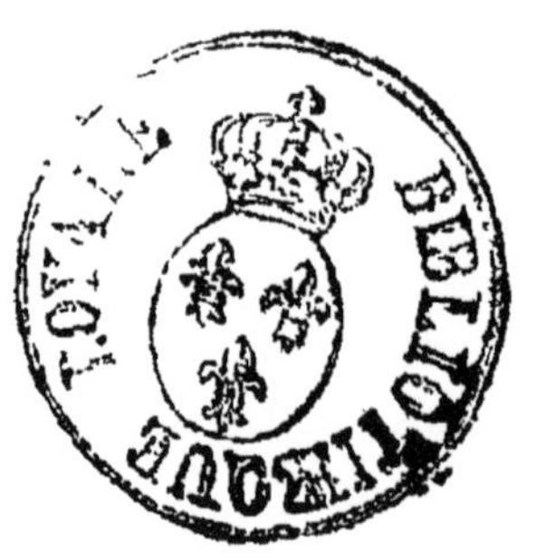

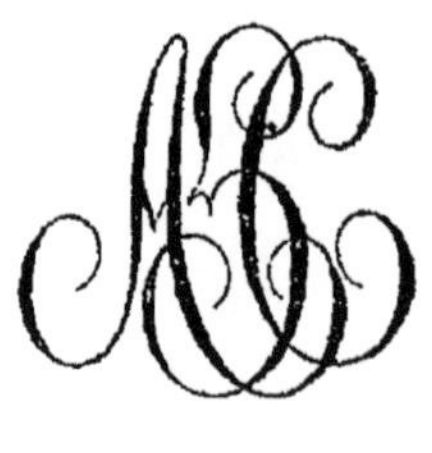

A PARIS,

CHEZ CROULLEBOIS, LIBRAIRE DE LA SOCIÉTÉ DE MÉDECINE,
Rue des Mathurins-St.-Jacques, n°. 17.

1821.

AVANT-PROPOS.

J'ai pris dans cet écrit un ton qui pourra déplaire à quelques personnes; elles vont peut-être crier au scandale, blâmer l'amertume de mes attaques, et m'accuser même d'avoir été mû par la haine ou l'envie. Je dois donc chercher à prévenir les effets de ces clameurs, en exposant les motifs qui m'ont décidé à mettre un peu de chaleur dans la discussion qu'on va lire, et en justifiant mes intentions.

Quelques lignes vont suffire.

Je m'élève avec force contre des opinions qui m'ont paru erronées, parce que j'ai la conviction intime que c'est compromettre la cause de la vérité, que de la défendre faiblement; parce que je pense que c'est contribuer même à perpétuer l'erreur, que de lui porter des coups mal assurés; et parce qu'enfin les erreurs que j'attaque étant des plus dangereuses, il m'a été aussi impossible d'employer, en les réfutant, le langage froid du rhéteur qui dispute sur un point de littérature ou de grammaire, qu'il serait ridicule à celui-ci de prendre feu pour une diphthongue.

Si un ou deux noms se trouvent froissés dans le cours de cette dissertation, c'est que je n'ai pu les séparer des erreurs auxquelles ils étaient attachés. Forcé d'ailleurs de citer textuellement les opinions que je réfute, et d'indiquer jusqu'aux pages où elles sont consignées, le silence que j'aurais gardé sur les auteurs n'eût été qu'illusoire : en vérifiant mes citations, on aurait trouvé leurs noms. Mais je ne crois pas que l'on puisse regarder comme des personnalités les légères épigrammes que je me suis permises ; on n'y verra, j'espère, que ce que j'y ai vu moi-même, c'est-à-dire, un moyen de répandre un peu de variété sur une discussion sans cela monotone.

Au reste, et j'aurais peut-être dû me borner à ce peu de mots, je déclare n'avoir eu l'intention d'offenser personne, et je proteste d'avance contre toute interprétation de mes paroles, qui tendrait à faire croire que la passion les aurait dictées. L'amour de la vérité, la haine de l'erreur, voilà mes seuls mobiles.

DE LA NON-EXISTENCE

DES

FIÈVRES ESSENTIELLES.

Une question de médecine des plus importantes occupe dans ce moment tous les esprits. Il s'agit de savoir si des maladies qu'on appelle *fièvres*, peuvent exister indépendamment de toute affection locale, et ne laisser dans les organes, après la mort, aucune altération manifeste à laquelle on puisse attribuer les phénomènes qui les caractérisent; ou si le contraire a lieu, c'est-à-dire, si elles dépendent toujours d'une affection locale.

C'est donc un problème d'anatomie pathologique qu'il s'agit de résoudre; et si des hommes libres de passions et de préjugés étaient chargés de sa solution, nul doute qu'ils ne tinssent la conduite suivante.

Ils ouvriraient les cadavres des personnes mortes de ces fièvres, et s'ils en trouvaient tous les organes intacts, ils prononceraient sans hésiter que la maladie nommée *fièvre* existe indépendamment de toute affection locale, et que sa nature leur échappe.

Si, au contraire, ils découvraient des lésions dans un organe quelconque et toujours le même, ils déclareraient que la nature de la maladie est évidente, que cette maladie dépend de la lésion de tel organe; enfin que c'est la souffrance de cet organe qui a déterminé les phénomènes qui la constituent.

Enfin, dans l'un ou l'autre cas, si quelques faits semblaient contraires à l'une ou l'autre de ces conséquences, ils les regarderaient comme des exceptions.

Mais telle n'a point été la marche suivie par quelques médecins dont je me propose de combattre les opinions; telles ne sont point les conséquences qu'ils ont cru devoir déduire de leurs observations.

Ils ont commencé par nier que les *fièvres* fussent le résultat d'une inflammation locale, en se prévalant du silence de l'antiquité et surtout de la parole du maître.

Ensuite ayant ouvert des cadavres et trouvé les lésions qu'on leur annonçait être la cause de ces *fièvres*, ils ont dit que c'étaient des *taches rouges* qui en imposaient aux *novateurs* pour des traces d'inflammation.

Plus tard, ils publièrent deux ou trois faits péniblement rassemblés, peut-être mal observés, d'hommes morts de *fièvres*, et dont les cadavres, disaient-ils, n'avaient présenté aucune lésion ; et concluant de ces *faits isolés* à un principe général, ils continuèrent de dire que toutes les fièvres existaient par elles-mêmes.

Enfin, des ouvertures de cadavres plus nombreuses et *mieux faites*, venant chaque jour démentir leurs assertions, ils viennent d'imaginer que *les lésions cadavériques sont les effets de l'affection fébrile.*

Depuis que cette hypothèse est conçue, on n'invoque plus que faiblement l'autorité des anciens ; on n'insiste plus autant sur les différences à faire entre des *taches rouges* et des traces d'inflammation ; on ne publie plus de faits où les cadavres n'offrent aucune lésion à la suite des fièvres : c'est l'affection fébrile qui est coupable des désordres de l'organisation ; cela répond à tout. Il ne manque plus que des faits pour appuyer cette opinion et lui faire perdre sa couleur trop fortement hypothétique ; mais c'est peu de chose que les faits : et d'ailleurs on a déjà eu le bonheur d'en trouver quelques-uns qu'à l'aide de quelques petites tortures on est parvenu à faire témoigner en sa faveur. Et telle est la confiance qu'inspire déjà cette *vérité* naissante, que même tout en avouant que les preuves dont on l'étaye ne sont pas propres à porter la conviction dans les esprits, on n'en raisonne pas moins comme si elle était désormais incontestable.

C'est contre ce système de subterfuges et de sophismes que je prends la plume. Par lui, a question de l'essentialité des fièvres s'est embrouillée chaque jour davantage, et menace de devenir de plus en plus difficile à résoudre. Il est donc temps de l'arrêter dans sa marche tortueuse et de le renverser. J'ose entreprendre cette tâche : et ni la difficulté de mon entreprise, ni la juste célebrité de mes adversaires, ni la comparaison dangereuse que j'aurai à soutenir avec les rivaux qui m'ont précédé dans la lice, ni enfin la faiblesse de mes moyens, n'ont pu me détourner de ce dessein : j'ai pensé que la bonté de la cause que je veux défendre suppléerait au talent qui me manque, et me ferait surmonter les autres obstacles.

Deux médecins viennent de rassembler dans un cadre étroit tous les faux raisonnemens et toutes les hypothèses à l'aide desquels se soutient encore la théorie chancelante des *fièvres essentielles*. L'un, M. C....., dans un mémoire annoncé par les trompettes politiques et littéraires presque avant d'être né, et lu par lui devant une société savante, a consigné tous les faits et argumens qui lui ont paru propres à établir d'une manière péremptoire la réalité de *l'existence de ces fièvres essentielles*. L'autre, M. F......., dans un rapport presque emphatique sur ce mémoire, a fortement appuyé

les opinions qui en font la base, et y a ajouté
tout ce qui lui a paru propre à les fortifier.
Je ne saurais donc mieux faire que de prendre
ces deux écrits pour servir de texte à ma réfutation. En conséquence, attaquer et le mémoire et le rapport, prouver que l'un et
l'autre ne renferment, pour ainsi dire, que
des erreurs, démontrer que les prétendues
fièvres essentielles dépendent toujours de la
lésion d'un organe qu'il est constamment
possible de désigner : tel est le but que je vais
essayer d'atteindre.

J'ai dit en commençant que c'était l'ouverture des cadavres qui devait fournir le plus
de lumières pour éclairer le problème qui va
nous occuper, et c'est un point sur lequel il
n'y a fort heureusement pas de dissidence. Je
vais donc débuter par l'exposition des résultats obtenus par cet examen, puisque ce
sont les pièces du procès; mais, afin qu'on
ne m'accuse pas de dénaturer les faits en faveur de ma cause, j'en emprunterai l'exposé
à mes adversaires. Voici donc, d'après eux,
ce qu'on observe dans les cadavres des indi-

vidus qui succombent à la suite des fièvres.

1°. *Chez le plus grand nombre, les trois-quarts environ, on trouve des ulcères plus ou moins nombreux dans les intestins, vers la valvule iléo-cœcale ; les glandes mésentériques correspondantes sont rouges et tuméfiées ; la rate est souvent gonflée et convertie en une sorte de bouillie livide ou noirâtre* (1).

Dans le plus grand nombre des personnes mortes de fièvres graves, on trouve de la rougeur, du gonflement dans une portion plus ou moins étendue du conduit digestif, et des ulcères plus ou moins nombreux (2).

2°. *Chez d'autres, on n'aperçoit qu'une rougeur légère et souvent bornée à un petit espace du conduit digestif* (3).

3°. *Chez quelques autres individus on ne rencontre aucune altération appréciable* (4).

---

(1) Nouveau Journal de Médecine, etc., page 86.
(2) *Idem*, pages 88 et 89.
(3) *Idem*, page 86.
(4) *Idem*, page 86.

4°. *Dans quelques sujets on ne rencon-tre que des traces d'ulcères cicatrisés* (1).

Ces faits prouvent-ils qu'il existe des fièvres essentielles, ou bien établissent-ils le con-traire ?

Il semble au premier abord que rien n'est plus facile, d'après ces faits, que de répondre à cette question ; mais si l'on veut bien faire atten-tion que nos adversaires prétendent que chez la plupart des sujets, les lésions sont l'effet et non la cause de l'affection fébrile (2), on verra que la réponse n'est pas aussi facile qu'elle le paraît au premier coup d'œil. En effet, il nous est désormais impossible de tirer aucune conséquence des observations recueillies sur les cadavres, tant que la valeur des désordres qui s'y rencontrent ne sera pas fixée. En vain nous dirions, par exemple, *dans le plus grand nombre, les trois quarts environ* des cadavres d'individus morts de la fièvre adynamique, on trouve des traces d'inflammation ; donc le

____

(1) Nouveau Journal de Médecine, etc., page 86.
(2) *Idem*, page 90.

plus grand nombre, les trois quarts de ces fièvres ne sont pas essentielles : on nous objecterait que c'est *l'être* ou *l'abstraction* nommée *fièvre adynamique* qui est la cause de cette inflammation, et que par conséquent cette fièvre existe par elle-même, en un mot, est *essentielle.* Nous sommes donc forcés de commencer par traiter la question de savoir si les lésions sont *causes* ou *effets* de l'affection fébrile, avant de nous occuper de la question principale. Commençons donc par examiner les preuves que l'on apporte en faveur de cette étrange opinion.

La première de ces preuves, c'est que *les signes qui annoncent la formation des ulcères, tels que le météorisme, l'excrétion des matières sanieuses; la sensibilité du ventre et particulièrement du flanc droit, ne surviennent chez la plupart des sujets qu'à une époque assez avancée de la maladie, vers le dixième jour environ* (1).

Je pourrais aisément contester, et même

---

(1) Nouveau Journal de Médecine , etc. , page 90.

avec avantage, la valeur des signes que l'on prétend propres à indiquer la formation des ulcères ; mais je veux bien accorder qu'ils soient certains, et je me hâte d'arriver à ce qui fait toute la force de l'argument, c'est-à-dire, la formation des ulcères dix jours environ après l'invasion de la fièvre.

Je demande, en conséquence, si les ulcères peuvent survenir tout à coup, et si l'on croit que la portion de la membrane qu'ils occupent était saine immédiatement avant leur formation. Non, sans doute ; il serait trop absurde de prétendre qu'il en fût ainsi ; on ne le fera certainement pas, car on sait qu'on ne parviendrait jamais à persuader à qui que ce soit que des ulcères puissent se former spontanément. Quelles sont donc les causes *immédiates* qui peuvent en déterminer la formation ? Dans le cas qui nous occupe, il n'y a évidemment que trois suppositions possibles, ou bien ce sont des matières irritantes, ou la gangrène, ou l'inflammation. Et bien, quelle que soit celle que l'on choisisse, par cela même qu'on en adopte une, il est clair que l'on re-

connaît déjà que la fièvre n'est pas la cause
immédiate des ulcères. Pourquoi, dès lors,
M. C....., qui, comme nous le verrons bientôt, admet tantôt la supposition que ce sont
des matières irritantes qui ulcèrent la membrane, et tantôt que c'est la gangrène, car
M. C..... n'est pas toujours d'accord avec lui-
même; pourquoi, dis-je, ce médecin n'a-t-il
donc pas dit positivement que la *fièvre* n'est
qu'une cause *éloignée* des ulcérations, quoique
ce fût là sa pensée ? Pourquoi ? la raison en
est simple : c'est qu'il eût été obligé de reconnaître pour cause intermédiaire, entre elle et
les ulcères, *l'inflammation;* car des matières irritantes *enflamment* un tissu avant de l'ulcérer,
la gangrène suppose toujours une inflammation
préalable (excepté celle de la pustule maligne,
et nous verrons plus tard qu'il n'y a pas même
la moindre analogie entre cette gangrène et
celle que l'on pourrait *supposer* dans *les fièvres*). Or l'existence de l'inflammation une
fois admise par lui dans ces maladies, il lui
aurait fallu forger de nouveaux signes pour
reconnaître la naissance de cette inflamma-

tion, ce qui l'eût fort embarrassé; ou bien avouer qu'elle existe en même temps que la fièvre et dès son début, ce dont il n'a garde de convenir. Il a donc préféré dire vaguement que l'affection fébrile est la cause des ulcères; mais nous qui pensons que quand on a la prétention de renverser une doctrine, même par des hypothèses, on doit surtout être clair et précis dans son argumentation, nous prions M. C..... de sortir de ce vague dans lequel il se réfugie; nous l'invitons à déclarer s'il a voulu dire que la fièvre fût la cause *prochaine* des ulcères, ou bien s'il ne la regarde que comme une cause *éloignée*. S'il la regarde comme la cause prochaine, nous lui demandons pourquoi il fait tant d'efforts un peu plus loin pour prouver que ce sont des matières irritantes qui produisent *immédiatement* les ulcères. *Matières irritantes* et *fièvre* sont-elles donc synonymes dans son langage, ou bien est-ce une contradiction qui lui échappe? et s'il la regarde comme une cause éloignée, il est forcé, comme je l'ai déjà dit, d'admettre pour cause intermédiaire l'inflammation.

Il résulte donc de cette première discussion que l'affection fébrile, en supposant qu'elle ait de l'influence sur la formation des ulcères, ce que nous sommes loin d'accorder, n'en aurait qu'une éloignée, et que dès lors l'*époque de la formation des ulcères, vers le dixième jour environ après le début de la fièvre, ne prouve pas qu'ils soient produits par elle, puisqu'il n'existe aucun rapport immédiat entre cette* FIÈVRE *considérée comme cause, et ces ulcères considérés comme effet.* La première preuve de M. C..... est donc sans valeur : passons à la seconde, la voici.

Les ulcères occupent les parties du conduit intestinal où les matières SÉJOURNENT DAVANTAGE, *et où elles ont acquis des qualités plus irritantes. On n'en trouve ni dans l'estomac, ni dans le duodénum où les matières* RESTENT, *il est vrai,* ASSEZ LONG-TEMPS, *mais où elles n'ont pas encore subi beaucoup d'altération; ils sont très-rares dans le commencement et même dans toute la longueur du jéjunum; ils deviennent progressivement plus fréquens, plus larges, plus profonds dans les parties de l'intestin plus voisines de la valvule : ils sont très-rapprochés, très-étendus sur la valvule elle-même, à la fin de l'iléon, dans le cœcum et dans le colon as-cendant; ils sont rares dans le reste des gros intestins, SANS DOUTE PARCE QUE LES MA-TIÈRES Y SÉJOURNENT PEU, étant prompte-ment expulsées dès qu'elles sont parvenues dans le colon transversal* (1).

Et voilà ce qui prouve que les ulcères sont souvent les effets de l'affection fébrile !..... Cette logique me paraît bien singulière..... Il me semble qu'un médecin qui voudrait établir au contraire que la fièvre n'a aucune influence sur la formation des ulcères, ne pourrait pas mieux faire que de raisonner précisément comme M. C..... Que devrait-il faire en effet pour arriver à ce but? Il devrait chercher d'a-bord à prouver que c'est à une *autre cause* que la fièvre qu'il faut attribuer ces ulcères; c'est ce que fait M. C..... : il s'applique à dé-montrer que ce sont des *matières irritantes*

____

(1) Nouveau Journal de Médecine, t. VII, p. 91.

qui les produisent. Après cela, pour exclure tout-à-fait jusqu'à l'idée même d'influence de la fièvre dans la production du phénomène, il chercherait à démontrer que cette *autre cause* n'a aucun rapport avec elle ; c'est ce que fait encore M. C..... : pour qu'on ne puisse pas accuser la fièvre de donner aux matières les qualités irritantes qui leur font ulcérer les tissus, il réunit tous ses efforts pour prouver que c'est à leur *séjour trop prolongé dans certains points* qu'elles doivent ces propriétés. En un mot, notre médecin raisonnerait ainsi : J'ai prouvé, dirait-il, que les ulcères sont dus à des matières irritantes, j'ai prouvé en même temps que ces matières ne doivent leurs qualités irritantes qu'à leur séjour trop prolongé dans certains points, donc la fièvre n'a point de part à la formation des ulcères. Et cette conséquence est d'autant plus rigoureuse, ajouterait-il, qu'il n'existe aucun rapport entre le séjour des matières et la fièvre, car l'un peut exister sans l'autre ; ainsi la constipation peut avoir lieu sans fièvre, celle-ci sans constipation, et même la fièvre est souvent accompagnée de diarrhée.

Comment se fait-il donc que M. C..... ait tiré de la même série d'argumens, puisque ce sont les siens, une conséquence toute opposée. Il a dit : Les ulcères sont dus à des matières irritantes, ces matières doivent leurs qualités irritantes à un séjour trop prolongé dans certains points, *donc les ulcères qui occupent ces points.... sont souvent les effets de l'affection fébrile.* Quelle logique! N'est-elle pas frappée au coin de l'inconséquence et de la contradiction? Je laisse au lecteur à prononcer.

Mais j'examine maintenant les argumens de M. C..... en eux-mêmes, et j'y découvre deux erreurs de fait bien manifestes. M. C..... dit que c'est à leur séjour que les matières doivent leurs qualités irritantes; c'est une première erreur, car chacun sait qu'elles sont d'autant plus actives que la diarrhée est plus forte, par conséquent *qu'elles séjournent moins.* Personne n'ignore au contraire que lorsqu'elles séjournent long-temps, elles sont desséchées, noires et comme brûlées, et qu'elles n'irritent alors que par le fait seul de leur présence, comme le ferait *tout autre corps étranger, mais inerte.* M. C..... voit ensuite dans ce séjour la cause des ulcères, c'est une seconde erreur. Car les ulcères existent encore lorsque la diarrhée s'est manifestée dès le début de la fièvre, et certes, alors, il n'y a pas séjour des matières : qu'est-ce donc qui les produit ?

Ainsi, même en supposant que M. C..... a raisonné juste, on voit qu'il n'aurait pas encore prouvé que les ulcères sont les effets de la fièvre, puisque les faits dont il part pour arriver à cette conséquence sont faux. Ajoutons que ce médecin n'a pas même calculé les conséquences qui résulteraient de sa théorie, si elle était une fois reçue. S'il l'eût fait, il en aurait conclu que la première indication dans toutes les fièvres, serait d'expulser les matières pour prévenir les ulcérations, et il n'en parle nulle part. Il se serait aperçu même que c'est à l'humorisme dans toute sa pureté qu'il veut nous ramener, et que la seule différence, c'est qu'il remplace les mots *hu-*

meurs peccantes, par ceux de *matières irritantes.*

C'en est assez, ce me semble, pour réduire au néant la seconde preuve de M. C.....
Je l'invite à se donner la peine d'étudier de
nouveau ces faits ; et pour peu qu'il veuille
appliquer à cette étude la plus faible partie
de son talent d'observation, il se convaincra bientôt que c'est à l'inflammation de la
membrane muqueuse digestive qu'est due
l'altération des fluides exhalés et sécrétés à
sa surface dans le cours des fièvres, de même
que c'est à l'inflammation de l'œil qu'est due
l'âcreté des larmes dans l'ophtalmie ; à l'inflammation de la membrane pituitaire qu'il
faut attribuer l'activité du mucus nasal dans
le coryza ; à l'inflammation du canal de l'u-
rètre qu'on doit rapporter l'acrimonie de
l'écoulement dans la blennorrhagie. Que dans
tous ces cas, si la conjonctive, si la membrane pituitaire, si celle de l'urètre, si la
muqueuse digestive s'ulcèrent, cette ulcération est le résultat de l'inflammation et non
des fluides âcres qui ont parcouru ces sur-

faces. En un mot, que l'altération d'un fluide quelconque présuppose nécessairement , à quelques rares exceptions près , une modification antécédente du tissu chargé de sa préparation ; et que le seul effet que puisse produire ensuite ce fluide altéré , c'est d'augmenter par son contact l'irritation qui l'a fait naître , et très-rarement d'en développer une nouvelle: Voilà ce que lui apprendront les faits , l'analogie et le raisonnement ; et s'il veut bien croire à la solidité de propositions reposant sur cette triple base , il renoncera dès-lors à soutenir que des matières, contenues dans le canal intestinal, y deviennent irritantes au point d'en ulcérer le tissu par le seul fait de leur séjour plus prolongé que de coutume. Il comprendra que, dans le plus grand nombre des cas , ces matières ne sont irritantes que parce que la surface avec laquelle elles sont en contact , est devenue plus sensible ; enfin il se gardera bien surtout de répéter (à supposer qu'il persiste dans son opinion) cette proposition si singulière , que puisque c'est le séjour des matières qui ulcère les intestins, c'est la fièvre qu'il faut en accuser.

Le siége des ulcères présente une autre circonstance qui vient à l'appui de l'opinion que j'ai émise. Dans la portion mobile des intestins, ils n'occcupent, en général, que le côté opposé au lien membraneux auquel ces viscères sont suspendus, leur partie la plus déclive par conséquent. Dans le cœcum et le colon ascendant, dont la position est fixe et verticale, les ulcères occupent à peu près également toute la surface intérieure ; quelquefois seulement la partie dorsale en offre davantage que l'antérieure : ce qui est conforme à la conjecture que nous avons proposée sur la formation de ces ulcères (1).

Telle est la troisieme preuve de M. C..... On voit qu'elle n'est, pour ainsi dire, qu'un complément de la précédente, puisqu'elle a pour but de prouver, par la position des ulcères, que c'est le séjour des matières qui les

---

(1) Nouveau Journal de Médecine, Tome VII, page 91.

produit. Elle est donc suffisamment réfutée par ce qui précède ; j'ajouterai cependant une remarque que j'emprunterai à M. Ducamp(1) : c'est qu'il est erroné d'avancer que les intestins soient suspendus à des lieus membraneux, et de croire surtout que les matières qu'ils contiennent, puissent ne toucher qu'un seul point de leur surface interne. Et puis ne pourrait-on pas élever des doutes sur la position que M. C..... assigne aux ulcères ?

La quatrième série d'argumens ne mérite pas davantage qu'on s'y arrête. Tous reposent sur des analogies forcées, que l'on veut établir entre les ulcérations qui surviennent au sacrum et au trochanter, par la *pression* et la malpropreté, et les ulcères des intestins ; et toujours pour prouver que c'est la fièvre

---

(1) Ce médecin a publié, peu de temps après la mise au jour du Mémoire de M. C....., une brochure intitulée : *Réflexions critiques sur un écrit de M. C.....* J'ai puisé quelquefois dans cette brochure, qui d'un bout à l'autre est pleine de réflexions judicieuses, auxquelles M. C..... n'a eu garde de répondre.

qui produit ces derniers. Je ne crois donc
pas devoir m'occuper de leur réfutation.

Tels sont, dit M. C....., *les motifs qui
nous portent à considérer les ulcérations qui
ont lieu fréquemment, mais non pas constamment, dans le cours des fièvres graves,
comme étant très-souvent l'effet et rarement
la cause des SYMPTOMES qui caractérisent
les fièvres. Ces motifs sans doute ne peuvent
pas porter une entière conviction dans l'esprit, mais ils paraîtront peut-être suffisans
pour donner à notre opinion un certain degré
de probabilité* (1).

Nous venons de voir que ces motifs, bien
loin d'être suffisans, comme l'espère M. C.....,
pour donner à son opinion un certain degré
de probabilité, sont sans aucune valeur pour
cet effet, reposent sur des erreurs, et pour-
raient, au contraire, servir à la renverser
s'ils étaient fondés en raison : nous allons
montrer maintenant que cette opinion elle-

----

(1) Nouveau Journal de Médecine, Tome VII,
page 92.

même est fausse, je dirais presque jusqu'à l'absurdité.

On a sans doute remarqué, dans les dernières phrases que je viens de citer, que M. C..... attribue le magique pouvoir de produire des lésions cadavériques aux *symptômes qui caractérisent les fièvres*. Or, tout le monde connaît les symptômes qui caractérisent la fièvre adynamique; nous allons les prendre pour exemple, les passer en revue, et voir s'il est vrai qu'ils puissent produire l'ulcération du canal digestif. Que M. C..... veuille bien excuser seulement la liberté que je vais prendre de l'interroger.

Dites-moi, M. C....., est-ce la fuliginosité de la langue et des dents qui ulcère la membrane muqueuse digestive ? Vous n'oseriez pas le soutenir. Est-ce l'horreur des boissons fortes, *stimulantes*, spiritueuses? Non, sans doute. Est-ce le désir des boissons froides ? Pas davantage. Est-ce la chaleur acre de la peau, sa sécheresse, sa lividité ? Vous ne le pensez pas. Est-ce le délire ? Il serait par trop absurde de le prétendre. Est-ce la prostration générale des forces ? Je suis curieux de voir comment vous le prouveriez. Est-ce l'affaissement des traits de la face ? Est-ce la tristesse ? Non , certainement non. Ce sont bien là cependant les *symptômes qui caractérisent la fièvre adynamique ,* ceux que j'ai omis lui étant communs avec les autres fièvres. Comment se fait-il donc qu'il ne s'en trouve pas un seul parmi eux , qu'à moins d'avoir renoncé au bon sens , on puisse dire être en particulier la cause des ulcères du tube intestinal? Répondez, M. C..... Vous allez peut-être me dire que c'est leur réunion qui cause ce désordre. Quoi donc ! chacune de ces propositions, prise en particulier , serait fausse, et, réunies, vous voudriez qu'elles constituassent une vérité ? Eh ! M. C....., combien, selon vous , faut-il donc d'absurdités pour faire un axiome de médecine ?

Mais pourquoi donc vous arrêter en si beau chemin ? Si vous dites déjà que ce sont les symptômes des fièvres qui occasionent les lésions , vous devez ajouter que ce sont eux qui donnent la mort ; la conséquence est forcée. Or, je vous suppose auprès du cadavre d'un individu mort de ce que vous appelez une *fièvre grave*, entouré de jeunes élèves, et trouvant dans le conduit intestinal des traces d'inflammation et des ulcères ; savez-vous, pour être conséquent à vos principes, quel est le langage que vous devez tenir ? C'est le suivant. Les lésions dont sont parsemés ces intestins ne sont point la cause de la mort de cet homme ; il est mort par ce qu'il délirait ; il est mort parce qu'il n'avait pas d'appétit ; il est mort parce qu'il avait la langue, les dents et les gencives noires; il est mort parce que sa peau était sèche et chaude, etc.; mais nullement, comme le prétendent des novateurs, parce que son organisation a cessé d'être intacte. Quel est celui de vos auditeurs qui pourrait garder son sérieux en vous entendant parler de la sorte ? et cependant n'est-ce pas ainsi que vous devriez vous exprimer si vous étiez conséquent ? Ce langage n'est-il pas même renfermé dans cet autre qui vous est si familier :

cet homme est mort de *l'abstraction* nommée *fièvre*. Vous ne nierez pas que ce ne soit qu'une abstraction, puisque vous avez déclaré vous-même que ce n'est point un *être*, et il faut bien qu'elle soit l'un ou l'autre.

Ne venez donc plus nous dire que les ulcères intestinaux sont l'effet des symptômes de la fièvre ; car, outre que vous n'avez pas de preuves raisonnables pour appuyer cette assertion, vous voyez qu'elle est entièrement erronée. Tout démontre, au contraire, que c'est l'inflammation qui en est la cause immédiate, et chercher ailleurs cette cause, c'est s'égarer volontairement et sans nécessité dans le vide des hypothèses. Il n'est pas jusqu'à l'époque même de la formation de ces ulcères, dont vous vous faites un argument, qui ne prouve qu'ils sont dus à l'inflammation ; car vous dites qu'ils surviennent vers le dixième jour environ, et dix jours sont à peu près le temps moyen qu'une inflammation met à parcourir ses périodes et à ulcérer un tissu.

Mais si nous avons prouvé que l'affection

fébrile n'est pas la cause *immédiate* des ulcérations, mais bien l'inflammation, il nous reste
encore à démontrer qu'elle n'en est pas même
la cause éloignée, parce qu'elle n'a aucune
influence sur la production de l'inflammation.
La fièvre est-elle cause ou effet des symptômes ? telle est donc la nouvelle question que
nous devons examiner.

M. F......., auteur du rapport sur le mémoire de M. C....., prétend que la fièvre est
la cause de l'inflammation ; et la preuve qu'il
en donne, c'est que l'inflammation ne se
manifeste qu'à une époque avancée de la
fièvre. Il ajoute à cela des signes qu'il assure
annoncer l'époque à laquelle cette inflammation se développe, d'où il conclut que tant
que ces signes ne se manifestent pas, il n'y a
pas encore d'inflammation.

Malgré tout le respect que je dois à M. F......
je me permettrai de lui observer qu'il y a
dans sa manière de raisonner, toute autre
chose que *cette logique sévère qui peut seule
assurer la marche des sciences naturelles.*
En effet, il commence par regarder comme

jugé, ce qui est encore en contestation ; savoir, si les premiers symptômes de la fièvre
sont ou ne sont pas signes d'inflammation.
Ainsi il *suppose* d'abord que les premiers
phénomènes qui constituent la fièvre ne sont
pas dus à une phlegmasie ; il aurait dû d'abord
le prouver. Il *suppose* ensuite qu'il possède
des signes certains pour reconnaître le moment où cette inflammation se développe,
ce qui est loin d'être vrai ; et, à l'aide de ces
deux *suppositions*, il tire facilement la conséquence, que c'est la fièvre qui enflamme le
tube digestif. Voilà, sans contredit, une logique admirable.

Mais mettons de côté tout ce que ces raisonnemens peuvent avoir de défectueux,
pour ne nous occuper que de la question en
elle-même ; examinons si la fièvre peut produire l'inflammation du tube digestif, et
d'abord demandons-nous ce que c'est que
la fièvre.

M. F....... a *pensé qu'il ne serait peut-être
pas inutile de fixer exclusivement le sens
qu'il faut attacher à ce mot fièvre*, et nous

pensons comme lui qu'il faut s'entendre sur les mots avant de disputer sur les choses. Quelle est donc l'idée que ce médecin attache à celui qui nous occupe ? la voici : *La fièvre*, dit-il, *est une irritation ayant son foyer dans toutes les parties du corps, suivant l'opinion la plus générale, ou dans le système vasculaire sanguin seulement* (1).

Quelques personnes prétendent peut-être qu'il y a contradiction dans les termes à dire qu'un *foyer* soit partout, parce qu'un foyer de maladie, diront-elles, c'est son *siége principal;* et dire que le siége principal d'une maladie est par tout le corps, c'est commettre un non-sens. D'autres pourront bien ajouter qu'il n'est pas exact de dire que, dans ce qu'on appelle les fièvres, il y ait irritation de toutes les parties du corps, puisque les os, les muscles, le tissu cellulaire, les cartilages, les tendons, les aponévroses, les membranes séreuses, etc. ; en un mot, la

---

(1) Nouveau Journal de Médecine, Tome VII, Bulletins de la Faculté, pages 45 et 46.

majeure partie du corps reste étrangère à l'irritation. Mais, sans m'arrêter à cette chicane, peut-être fondée, et regardant la définition de la fièvre donnée par M. F......., comme excellente, je vais tâcher de prouver que, même ainsi définie, la fièvre ne peut pas développer l'inflammation.

Je demanderai d'abord pourquoi cette irritation *générale* ne laisse que des traces *locales* de son passage. Cela n'a-t-il pas paru singulier à ce médecin ? Ensuite pourquoi vient-elle porter ses ravages dans le conduit digestif, de préférence à toute autre point de l'économie, lorsque cependant elle existait dans tous également (1) ? M. F....... s'est-il fait cette question ? Comment l'a-t-il résolue ? Pensait-il que c'est par un caprice de sa volonté que la fièvre agit ainsi ? La fièvre serait donc un être ?.... Il faut donc qu'il suppose que d'autres causes agissent directement sur le tube digestif pour qu'il s'enflamme plutôt que toute autre partie

---

(1) Je raisonne dans l'hypothèse de ces messieurs.

du corps. Quelles sont donc ces causes ? Sont-ce les *humeurs peccantes* de M. C..... ? Mais nous avons prouvé qu'elles sont impuissantes pour produire cet effet, et que d'ailleurs c'est l'*inflammation* qui leur donne les qualités irritantes. Encore l'inflammation ! toujours l'inflammation ! En un mot, je dirai à ce médecin : démontrez-nous le rapport qui existe entre votre irritation générale, considérée comme cause, et la lésion locale, regardée comme effet ; sinon vous restez convaincu d'avoir fait une hypothèse, lorsque vous avez dit que la fièvre est la cause de l'inflammation du conduit intestinal. Mais poursuivons.

A quels signes reconnaissez-vous l'irritation générale, qui, suivant votre langage, constitue la fièvre ? Au trouble de toutes les fonctions, n'est-il pas vrai ; puisque c'est une des définitions que vous en donnez. Ainsi, c'est parce que la respiration est gênée, la circulation plus active que de coutume, la locomotion impossible, la digestion suspendue, les produits des sécrétions augmentés, dimi-

nués , ou altérés , etc. C'est , dis-je , par ces
considérations que vous déclarez que tout est
irrité. Mais tous ces phénomènes se représen-
tent à des degrés divers, dans toutes les
phlegmasies possibles, lorsqu'elles sont aiguës; vous n'oseriez le nier. Or , êtes-vous
bien conséquent , lorsque, selon votre gré ,
vous les déclarez tantôt causes et tantôt effets
de désordres que vous trouvez dans les cadavres? Si vous admettez que ce soient ces phénomènes qui produisent l'inflammation de la
membrane muqueuse intestinale, dans ce que
vous appelez *fièvre* , pourquoi ne dites-vous
pas également que ce sont eux qui enflamment le poumon, la plèvre, le péritoine , etc.
dans la pneumonie, la pleurésie, la périto-
nite. De faits analogues on doit tirer des
conséquences qui le soient également , et
non pas *opposées*. Choisissez-donc ; ou bien
déclarez que les symptômes de la pleurésie
sont causes de l'inflammation de la plèvre ; ou
bien convenez que les symptômes de la fièvre
sont les effets de la phlegmasie de la membrane muqueuse digestive.

Mais il ne vous est pas même permis de choisir entre ces deux opinions ; c'est la seconde, la nôtre, que vous devez nécessairement adopter. Je n'en irai pas chercher la preuve bien loin : c'est dans le mémoire que vous portez aux nues que je la trouverai. M. C..... a dit que la fièvre n'était point un *être*, mais bien une *modification de la vie* (1) ; or je dis que c'est la condamnation de l'opinion que je réfute en ce moment, que ce médecin a prononcée, sans s'en douter, et je vais le prouver.

Qu'est-ce que la vie ? C'est l'ensemble des *effets* produits par une organisation donnée. Si donc la fièvre n'en est qu'une modification, elle ne peut être qu'un changement opéré dans un ou plusieurs de ces *effets*. Or, à qui persuaderez-vous que ce changement dans *les effets* puisse avoir lieu, s'il n'a pas été précédé par un changement analogue dans *les causes*, c'est-à-dire, dans l'organisation ? A personne de raisonnable, sans doute ; vous ne le pensez

─────────────

(1) Nouveau Journal de Médecine , Tome VII, page 82.

pas vous-même. Donc, sous quelque nom que vous désigniez cette modification de la vie, soit que vous l'appeliez *fièvre*, soit que vous la nommiez *pleurésie*, sous quelque forme qu'elle apparaisse à vos regards, soit qu'elle consiste dans *un trouble plus grand des fonctions digestives*, soit dans *un trouble plus grand des fonctions respiratoires*, elle dépend toujours d'une modification de l'organisation, *et ne peut jamais en être la cause.* Et ce n'est point là une vaine hypothèse; car en même temps que le raisonnement conduit à cette conséquence générale, les faits la confirment. En effet, l'observation nous apprend que sur cent cadavres de personnes mortes de maladies quelconques, et par conséquent de fièvres, quatre-vingt-dix-neuf offrent des lésions suffisantes pour nous rendre compte des symptômes qui ont eu lieu pendant la vie : or comme il n'y a pas de règle absolue dans la nature (ce que vous oubliez trop souvent), le principe que nous venons de poser est aussi rigoureusement vrai que cela est possible. Nous tâcherons plus tard d'expliquer les exceptions pour les fièvres, s'il s'en présente. Concluons donc que *les traces d'inflammation et les ulcères que l'on rencontre dans le tube digestif, sont toujours les causes et jamais les effets de l'affection fébrile.*

Mais, dit M. C....., *il n'existe pas un rapport exact entre le nombre et l'étendue des ulcères et l'intensité des symptômes de la fièvre ; ainsi tel individu qui succombe avec les symptômes fébriles les plus intenses, n'a dans les intestins qu'un petit nombre d'ul- cères, tandis que tel autre, chez lequel ces symptômes ont disparu et qui succombe à la diarrhée qui l'épuise, offre des ulcères très- étendus et très-nombreux* (1) : on ne peut donc pas dire que les ulcères sont les causes des symptômes. Et M. F....... d'approuver.

Mais, Messieurs, je vous prie d'abord de remarquer que, si, de ce défaut de rapport entre les lésions et les symptômes, vous croyez pouvoir conclure que les premiers ne sont pas

---

(1) Nouveau Journal de Médecine, Tome VII, page 89.

la cause des seconds, je puis à mon tour, de ce même défaut de rapport, conclure que les symptômes ne sont pas la cause des ulcères comme vous le prétendez; car, vous dirai-je, *s'il n'existe pas un rapport exact entre l'intensité des symptômes et le nombre et l'étendue des ulcères,* vous ne pouvez pas dire que les symptômes sont causes des ulcères. Votre argument serait donc déjà une arme que vous auriez fournie contre vous.

Maintenant je vous demande si, quand vous n'ignorez pas que la sensibilité peut varier chez les divers individus, jusqu'au point qu'une lésion qui met tel homme dans la plus vive agitation et le jette même dans les convulsions suffit souvent à peine pour en émouvoir un autre; si, dis-je, vous croyez qu'il soit raisonnable après cela de chercher des *rapports exacts* entre les lésions et les symptômes. Vous ne le pensez certainement pas; je croirais vous faire injure que d'en douter. Il y a donc dès-lors de la mauvaise foi de votre part à nous faire une objection que vous savez sans valeur.

Enfin, remarquez que votre exemple est on ne plus mal choisi pour prouver ce défaut de rapport. Car, qu'un *individu qui succombe avec les symptômes fébriles les plus intenses* offre moins d'ulcères dans les intestins que celui *qui succombe à la diarrhée qui l'épuise*, il n'y a rien là que de très-naturel. Le premier est tué *en peu de jours* par une inflammation *très-vive*, qui, par conséquent, devait développer des symptômes intenses, mais qui, en raison de son peu de durée, n'a pas eu le temps d'ulcérer les tissus qu'elle occupait. On sait en outre que les traces de phlegmasie disparaissent d'autant plus facilement après la mort, que ces flegmasies ont été plus rapides, et *vice versâ*. Chez le second, au contraire, l'inflammation était *légère*, les symptômes devaient l'être, sa durée a été longue, les tissus ont donc eu le temps de se désorganiser, de s'ulcérer sous son influence ; enfin, *son siége n'était pas le même,* les symptômes *des fièvres* ne pouvaient donc pas l'accompagner. Ignoreriez-vous que la phlegmasie de l'intestin *colon*, qui est la cause de la *diarrhée* ou de la *dyssenterie*, a des symptômes qui lui sont propres, et qu'elle ne peut être accompagnée de ceux *des fièvres*, que lorsqu'elle est partagée par les intestins grêles et l'estomac.

Enfin, encore, je vous observe que s'il était indispensable d'établir des rapports entre l'intensité des lésions et celle des symptômes, comme les ulcères sont toujours l'effet de l'inflammation, c'est entre celle-ci et les symptômes qu'il faudrait chercher ces rapports.

Notre conséquence reste donc intacte : *les traces d'inflammation et les ulcères que l'on rencontre dans le tube digestif sont toujours les causes et jamais les effets de l'affection fébrile.*

Lorsqu'on dira, dans quelques années seulement, que des médecins de ce siècle, à l'aspect des désordres plus ou moins considérables trouvés sur un cadavre, se sont demandé sérieusement si c'étaient les souffrances du malade qui les avaient produits, on ne le croira point si la trace de nos débats n'existe plus pour l'attester ; et lorsqu'on ajoutera

surtout que ces mêmes médecins se sont déci-
dés pour l'affirmative, l'incrédulité s'augmen-
tera, et alors même qu'on aura sous les yeux
les écrits que cette étrange proposition aura
fait naître, on les accusera d'être l'ouvrage
de quelque habile détracteur de la médecine.
Il faudra se rappeler qu'il s'est trouvé des
hommes pour nier la circulation du sang,
proscrire l'inoculation, célébrer les avantages
des constitutions faibles, etc.; il faudra, dis-
je, se rappeler ces faits pour commencer à se
sentir ébranlé dans son incrédulité; et dès-
lors, plus par curiosité que par tout autre
motif, on désirera connaître les preuves prétendues de cette singulière assertion. Quant à
nous, l'indifférence ne nous était pas permise.
Contemporains de cette erreur, quelque absurde qu'elle nous parût et qu'elle fût en effet,
nous ne devions en voir que les dangers qui
sont immenses. C'était un devoir pour nous
de l'étouffer dès sa naissance, si nous ne vou-
lions la voir un jour consacrée par le temps,
et braver derrière ce rempart trop souvent
sacré, les attaques de la raison et de la vé-

rité. Enfin, il ne nous était pas permis de dédaigner les argumens dont on l'étayait; on nous aurait accusés d'être impuissans pour les combattre, et c'est un avantage que dans l'intérêt de notre cause, nous ne pouvions pas donner aux auteurs et aux partisans de cette doctrine erronée.

CHAPITRE II.

Existe-t-il des fièvres essentielles ?

Nous pouvons maintenant aborder la question de l'essentialité des fièvres, puisqu'il ne nous reste plus aucun doute sur la valeur des lésions cadavériques. Pour la résoudre, interrogeons les faits, empruntons à nos adversaires eux-mêmes, comme nous l'avons déjà fait, ceux qui doivent servir de base à nos raisonnemens ; enfin pour rendre ces raisonnemens plus précis, faisons-les reposer sur un nombre de ces faits bien déterminé ; douze par exemple.

Nous dirons donc, sur douze individus morts de *fièvres, le plus grand nombre,* suivant M. C....., présente dans le conduit digestif de la rougeur, du gonflement, etc. Ce médecin évalue lui-même ce plus grand nombre *aux trois quarts* environ. Or, puisqu'il est prouvé que les symptômes sont l'effet des lésions, il y a donc *neuf* fièvres sur douze qui dépendent de l'inflammation du conduit intestinal. Le nombre des *fièvres essentielles* se trouve donc déjà réduit au quart de ce qu'on l'avait cru jusqu'à présent, et il n'en reste que *trois* par chaque douze malades atteints de *fièvres*. Continuons d'étudier les faits, et nous allons le voir se restreindre encore.

Chez d'autres individus, dit-on, *on n'aperçoit qu'une rougeur légère, et souvent bornée à un petit espace du conduit digestif.* Légère ou intense, étendue ou bornée, cette rougeur existe. Si c'était un état naturel, vous n'auriez pas manqué de le dire; si elle était plus étendue et plus foncée en couleur, vous l'appelleriez *inflammation*. Hé bien! c'en est une pour nous et pour tout médecin physiologiste, jusqu'à ce que vous ayez déterminé les dimensions et l'intensité que doit avoir une rougeur pour qu'on puisse la regarder comme inflammation.

Je sais bien que pour diminuer l'importance de ces rougeurs, vous dites qu'on les a trouvées dans le cadavre d'individus qui ont succombé à des affections d'un tout autre genre que *les fièvres*, et même chez ceux qui sont morts accidentellement. M. Magendie, dites-vous, les a fréquemment rencontrées dans l'estomac des chiens soumis à ses expériences; M. Lerminier les a vues chez un maçon tué en tombant d'un toit; M. le professeur Béclard les a observées chez la plupart des individus suppliciés dont il a examiné les cadavres; M. Prost, enfin, les a remarquées chez des hommes morts d'une foule de maladies différentes, d'où vous concluez que ces *taches rouges*, comme vous les appelez, sont compatibles *avec la santé la plus parfaite;* et que par conséquent on ne doit y attacher aucune importance lorsqu'on les rencontre dans les cadavres. Eh bien, Messieurs, ces rougeurs sont encore, dans tous ces cas, des traces d'irritation, et je vais tâcher de vous en convaincre.

D'abord elles ne sont point naturelles à la membrane, c'est ce dont vous ne doutez pas plus que nous, puisque, comme nous, vous cherchez à vous en rendre compte, autrement que par cette supposition. Voyons donc comment on peut les expliquer.

Il n'y a évidemment que deux manières possibles de le faire : les attribuer à la stase du sang, déterminée par la pesanteur, ou bien les regarder avec nous comme des traces d'irritation. De sorte qu'il suffirait, à la rigueur, de démontrer que l'une des deux explications est fausse, pour que l'autre se trouvât prouvée, puisqu'il n'y a que ces deux-là de possibles. Examinons d'abord la première.

Ces rougeurs dépendent-elles de la stase mécanique du sang, produite par la pesanteur, reprenant tout son empire au moment de la mort. Non ; car pour qu'il en fût ainsi, il faudrait qu'elles existassent toujours dans *les mêmes points* chez les individus morts dans *la même position*, et c'est ce qui n'a point lieu ; car rien n'est moins fixe que le siége de ces rougeurs. M. le professeur Béclard peut nous dire si dans les suppliciés, dont il a examiné les cadavres, elles occupaient les mêmes points des parois de l'estomac, et si ces points étaient les plus déclives. Cette première explication est donc contredite par les faits.

Il n'y a donc rien de mécanique dans la formation des rougeurs intestinales. On est donc déjà nécessairement conduit à admettre que le sang qui les forme avait été appelé pendant la vie par la douleur de la partie, qu'il s'y est arrêté lorsque la mort est venue suspendre toute circulation : en un mot, que ces taches rouges sont les traces irrécusables d'une irritation sanguine, à laquelle il n'a manqué, pour être une *inflammation*, que d'être assez considérable pour troubler l'harmonie des fonctions. Des faits d'ailleurs vont confirmer cette assertion, en même temps qu'ils nous expliqueront pourquoi cette irritation sanguine de l'estomac se représente dans des circonstances aussi nombreuses et aussi diverses en apparence.

Toute douleur physique un peu vive, de quelque point du corps qu'elle parte, est transmise à l'estomac et l'irrite, comme le prouvent la perte de l'appétit, la soif, et la sensation pénible ressentie à l'épigastre, par la plupart des hommes, lorsqu'une douleur un peu considérable les tourmente. C'est là un premier fait dont on ne saurait douter.

Toute affection morale triste produit le même effet ; car les mêmes symptômes l'accompagnent, et de l'aveu de tous les médecins, les passions tristes produisent *les fièvres ;* elles irritent par conséquent l'estomac, puisque *les fièvres* dépendent de l'irritation de cet organe, comme nous l'avons déjà prouvé pour la plupart d'entre elles, et comme nous le prouverons bientôt pour le reste. Second fait incontestable.

Toute maladie aiguë est accompagnée de la perte de l'appétit et d'une soif plus ou moins vive, ce qui indique bien la souffrance de l'estomac ; souffrance qui pour être sympathique n'en est pas moins réelle et n'en est pas moins accompagnée d'un appel de sang plus considérable dans la partie. Ce fait est le même que le premier, énoncé sous une autre forme.

Or, les animaux que l'on soumet à des expériences éprouvent très-certainement des douleurs physiques plus ou moins vives ; les malheureux que l'on traîne à l'échafaud, presque toujours dévorés de chagrins et de remords, sont bien en proie, depuis leur mise en jugement, aux passions les plus douloureuses ; les individus qui ont succombé à des maladies diverses, et dont M. Prost a ouvert les cadavres, avaient *nécessairement* offert pendant la vie des symptômes de gastro-entérite, dont il est indispensable de tenir compte. Il est donc tout naturel que l'on trouve cet organe injecté de sang chez les animaux que l'on torture, chez les suppliciés, enfin dans tous les cadavres d'hommes morts à la suite des maladies aiguës ; il doit même être rare, et il l'est en effet de rencontrer l'estomac de ces êtres sans traces d'irritation. Quant à cet estomac trouvé rouge après une chute, *en admettant qu'on sache bien distinguer les plaques rouges que présentent les ecchymoses, d'avec l'injection vasculaire qui forme un des caractères do-*

minans de l'inflammation (1), comme c'est un fait isolé et comme on ignore les circonstances qui ont précédé la chute, on n'en peut tirer aucune conséquence.

Ces vérités cesseraient d'étonner, si l'on était bien pénétré de l'importance du rôle confié à l'estomac dans le mécanisme de la vie; si l'on eût fait attention seulement que, dans la faim, par exemple, cet organe fait partager sa souffrance à toutes les parties du corps, et qu'il leur communique de même, et presque instantanément, son bien-être aussitôt qu'un cordial a touché sa surface. Cela seul eût suffi pour convaincre que cet organe devait ressentir à son tour toutes les impressions douloureuses de toutes les parties du corps, et que pour la conservation de l'individu, il est indispensable que l'estomac soit averti, et *suspende ses fonctions*, aussitôt que l'harmonie générale est troublée. Et qu'on ne dise pas que, puisque cette action est réciproque entre

----

(1) Nouveau Journal de Médecine, Tome VII, Bulletins de la Faculté, page 52.

tous les organes, elle est égale pour tous, cela n'est point; aucun organe ne suspend complétement ses fonctions à l'occasion de la douleur d'un autre, comme le fait l'estomac; aucun ne partage cette douleur aussi promptement que lui, l'appétit est déjà diminué qu'aucune autre fonction n'éprouve encore le plus léger trouble; enfin, aucun autre organe ne possède à un aussi haut degré que l'estomac la faculté de communiquer ses sensations pénibles ou agréables *les plus légères* à tout le reste de l'économie. Tous, au contraire, ne commencent à s'influencer réciproquement que lorsque leurs douleurs sont déjà assez vives.

Je crois donc avoir suffisamment démontré que les rougeurs que l'on trouve dans l'estomac, encore qu'elles soient légères et bornées, et de quelque circonstance que la mort ait été précédée, n'en sont pas moins des traces d'irritation sanguine. Or, Messieurs, il faut encore faire une réduction dans le nombre déjà si petit de vos fièvres essentielles. Il ne vous restait plus que trois de ces maladies sur douze qui pussent être réputées sans lésions; mais

vous avez dit que quelques unes sont accompagnées de rougeurs légères ; nous venons de
voir que ces rougeurs ont la même valeur que
si elles étaient plus considérables ; il arrive
beaucoup plus souvent de les rencontrer que
de ne rien trouver du tout : nous pouvons
donc évaluer à deux sur douze le nombre de
ces fièvres à rougeurs légères ; reste par conséquent *une seule fièvre essentielle* sur ce
même nombre de douze individus atteints de
ces maladies.

Je pourrais prouver maintenant que cette
proportion n'est pas encore exacte, et que
c'est à peine si, sur deux cents cadavres de
fiévreux, on en trouve un seul sans lésions du
tube digestif. Je n'aurais pour cela qu'à faire
observer qu'il n'en a pas été rencontré un seul
exemple dans les grands hôpitaux de Paris depuis le commencement de cette année, puisqu'on n'en a publié aucun. Mais j'ai pris le
parti de ne me servir, autant que possible, que
des faits recueillis par vous, pour en tirer des
conséquences opposées aux vôtres, et je n'aurai gardé de me soustraire à cette loi que je

me suis imposée, au moment où j'arrive au point le plus délicat de la question.

J'admets donc, pour un instant, avec vous, qu'il existe *des fièvres essentielles*, c'est-à-dire, des symptômes indépendans de toute lésion locale; mais vous êtes forcés de m'accorder qu'elles n'existent que dans la proportion de une à douze avec les autres fièvres.

Je vous demande, maintenant, s'il y a des caractères qui puissent servir à faire distinguer, pendant la vie, la fièvre *unique* qui ne laisse pas de lésions après la mort, d'avec les *onze* qui en sont toujours accompagnées et en dépendent. Non; vous avouerez vous-mêmes que ces caractères sont encore à trouver. Eh bien, si rien ne peut vous faire reconnaître une fièvre essentielle pendant la vie, si la mort seule peut en révéler *l'existence*, vous voilà réduits à agir comme s'il n'en existait pas, c'est-à-dire, à traiter toutes les fièvres comme des inflammations du tube digestif; car, en prenant ce parti, vous avez du moins onze chances de succès contre une d'erreur; tandis qu'en embrassant le parti contraire,

vous vous tromperiez inévitablement onze
fois, avant d'avoir une seule fois raison.

Ainsi, Messieurs, même en vous accordant
que vos fièvres dites essentielles puissent exister indépendamment de toute lésion locale et
par elles-mêmes, comme vous le prétendez,
vous voyez d'abord que le nombre en serait
si peu considérable que vous devriez les regarder comme des exceptions à cette règle
générale que *les fièvres dépendent de l'inflammation de la muqueuse digestive*, et non pas
faire de ces exceptions, la règle générale elle-
même, ainsi que vous l'avez fait jusqu'à ce
jour. Vous voyez, en outre, que l'impossibilité où vous êtes de les reconnaître avant la
mort rendrait nulle l'importance que vous voudriez y attacher. Que faut-il donc penser dès-
lors de la sévérité de logique dont vous vous
targuez, lorsqu'on vous voit vous appuyer de
l'existence de ces fièvres pour justifier le traitement stimulant dans tous les cas? N'est-ce
pas comme si vous disiez : gorgeons tous ces
fébricitans de toniques, parce qu'il y en a un
très-petit nombre parmi eux que nous ne pou-

vons pas reconnaître, et à qui ces médicamens seront utiles, dussions-nous nuire à la majorité dont il est plus que probable que les intestins sont enflammés.

Mais si je retire maintenant la concession momentanée que je vous ai faite, si je nie l'existence des fièvres essentielles dans le sens que vous attachez à ces mots, si je prouve enfin qu'elles ne sont essentielles qu'à la manière des érysipèles, des pleurésies, etc., dont la mort a effacé les traces ; en un mot, qu'elles dépendent toujours d'une inflammation locale, n'en résultera-t-il pas que le reproche de *témérité* que vous nous adressez, parce que nous *pratiquons la saignée dans le traitement de la fièvre putride, pour satisfaire,* dites-vous, *à la règle d'un système exclusif,* retombe en entier sur vous, et que vous seuls êtes téméraires, vous seuls sacrifiez à un système exclusif, lorsque vous administrez des toniques dans le traitement de la fièvre putride ? Nous reviendrons, au reste, sur ce sujet lorsque nous nous occuperons du traitement des fièvres : nous devons nous borner, pour le moment, à p o ıver que c'est la mort qui fait disparaitre quelquefois les traces de l'inflammation qui provoque ces maladies, et que, par conséquent, il n'en existe pas d'indépendantes de toute lésion, il n'en existe pas *d'essentielles.*

Nous avons dit et démontré par les faits que toute modification de la vie supposait nécessairement un changement préalable dans l'organisation. Si donc il arrive quelquefois que l'on n'apercoive pas ce changement d'organisation après les symptômes de fièvres, à la suite desquels on a coutume de le rencontrer, peut-on raisonnablement en conclure que les symptômes ont existé par eux-mêmes? Non, sans doute, puisque ce serait dire qu'il existe des effets sans causes. Or, comme *dans le plus grand nombre des cas* les phénomènes de la fièvre dépendent *évidemment* de la *modification de l'organisation* du tube digestif que nous nommons *inflammation*, ils doivent en dépendre également alors même que cela cesse d'être évident, parce que *des effets semblables supposent nécessairement des causes sembla-*

bles. L'existence de l'inflammation du conduit intestinal doit donc être *nécessairement* admise comme cause des symptômes des *fièvres*, alors même qu'on n'en trouve point les traces dans les cadavres, puisque, dans la très-grande majorité des cas, ces traces sont évidentes. Ainsi le raisonnement conduit directement à cette conséquence, que M. C..... appelle une supposition, savoir, que *les traces des phlegmasies peuvent disparaître après la mort*. Voyons maintenant si les faits la confirment.

Ici nous ne pouvons pas emprunter à nos adversaires les faits dont nous avons besoin pour appuyer nos raisonnemens, puisqu'ils nient qu'il en existe de propres à cet effet ; nous ne voulons pas non plus citer les résultats de notre observation, on les récuserait comme venant de *fauteurs de la nouvelle doctrine* ; nous les puiserons en conséquence dans les écrits de Bichat et de M. Pinel.

Bichat, dans son Anatomie générale, T. 2, p. 490, dit : « Il ne faudrait pas juger de la » quantité de sang qui pénétrait le péritoine

» ou la plèvre enflammée par celle qu'on ob-
» serve vingt-quatre heures après la mort :
» *l'irritation locale était une cause perma-*
» *nente qui fixait le sang dans la partie ;*
» *cette cause ayant cessé, il s'en échappe.*
» Une membrane séreuse peut avoir été *très-*
» *enflammée* pendant la vie, et présenter
» presque son aspect naturel après la mort.
» *J'aurais été tenté souvent de prononcer,*
» *d'après l'ouverture des cadavres, la non-*
» *existence d'une affection qui avait été*
» *réelle.* La même remarque s'applique au
» tissu cellulaire, aux *surfaces muqueuses*
» *enflammées,* etc. Voyez un sujet mort d'une
» ang ne qui, pendant la vie, avait donné la
» teinte rouge la plus foncée aux piliers du
» voile, au voile lui-même et à tout le pha-
» rynx : eh bien ! après la mort les parties
» ont presque repris leur couleur naturelle.

    » J'observe, à cet égard, qu'il faut distin-
» guer les affections aiguës des chroniques.
» Par exemple, dans les inflammations chro-
» niques de la plèvre, du péritoine, etc., la
» rougeur reste la même après la mort, parce

» que le sang s'est, pour ainsi dire, combiné
» avec l'organe; il en fait partie comme il
» fait partie des muscles dans l'état naturel.
» De même les affections chroniques de la
» peau, des *surfaces muqueuses*, retiennent
» à peu près, après la mort, le sang qu'elles
» avaient pendant la vie; au lieu que dans
» les affections aiguës, le sang, retenu mo-
» mentanément par l'irritation, s'échappe
» dès que la vie à laquelle est liée cette irri-
» tation, a cessé. Ces principes sont sus-
» ceptibles d'être appliqués à une foule de
» maladies : je le répète, *ils sont d'une*
» *importance extrême dans les ouvertures*
» *cadavériques. Leur négligence m'a sou-*
» *vent induit en erreur dans les commen-*
» *cemens sur l'intensité et même L'EXIS-*
» *TENCE des inflammations aiguës*, dont les
» organes que j'examinais avaient été le
» siége. »

Le célèbre professeur Pinel dit, en parlant
de la pleurésie (1) : « Dans les inflammations

---

(1) Nos. Phil., 2ᵉ. v., p. 285, 5ᵉ. édit.

» chroniques de la plèvre, cette membrane
» éprouve une altération très-marquée; sa
» rougeur est très-manifeste, et n'est pas
» susceptible de disparaître, *comme cela peut*
» *arriver* dans les inflammations aiguës. » Et
à propos du croup (1) : « L'augmentation de
» la rougeur de la membrane muqueuse ne
» s'observe pas constamment après la mort,
» *quoique tous les autres phénomènes du*
» *croup aient existé*, soit que l'exsudation
» albumineuse ait empêché l'engorgement
» inflammatoire de la membrane muqueuse,
» soit que la mort en ait effacé les traces. »

Voilà donc des faits qui attestent que les
traces d'une inflammation peuvent disparaître
après la mort. Des érysipèles, des péritonites,
des pleurésies, des angines, des croups, ont
présenté ce phénomène. Pourquoi donc nier
qu'il en puisse être de même pour les gastro-
entérites? Pourquoi M. F....... a-t-il donc dit
que c'était nous montrer *étrangers aux obser-*
vations physiologiques, que de croire la mort

____

(1) Nos. Phil., page 422, 5ᵉ. édition.

capable de faire disparaître quelquefois jusqu'aux derniers vestiges d'une phlegmasie, tandis que nous ne faisions en cela qu'*énoncer un fait?* Pourquoi donc avance-t-il qu'il n'y a que les phlegmasies de quelques heures qui puissent s'effacer sur le cadavre? N'a-t-il pas vu fréquemment dans les hôpitaux des érysipèles de huit ou dix jours de durée, surtout à la face, être entièrement effacés vingt-quatre heures après la mort? Il avait donc oublié ces faits lorsqu'il a écrit son rapport; car je ne puis pas croire qu'il ait voulu nier jusqu'à l'évidence pour soutenir ses opinions.

Et qu'offre donc, d'ailleurs, de si extraordinaire cette disparition des phlegmasies, pour qu'on refuse d'y croire alors même qu'on est témoin? Est-elle inexplicable? Quand cela serait, *c'est un fait*, il faut bien l'admettre. Mais bien loin d'être incompréhensible, ce phénomène me semble aussi facile à concevoir que naturel. En effet, qu'est-ce qu'une inflammation? C'est une injection sanguine du système capillaire, avec douleur. Qu'est-ce qui entretient cet appel du sang? La douleur.

Mais la douleur cesse avec la vie, le sang cesse par conséquent d'être appelé dans la partie lorsque la mort survient; celui qui s'y trouvait alors peut s'en éloigner peu à peu, être absorbé, car on sait que ce mouvement des fluides que l'on nomme *absorption*, continue dans le système capillaire long-temps encore après la mort : or, il est tout naturel qu'une partie puisse *dérougir* et se *dégonfler*, quand la cause de sa *rougeur* et de son *gonflement* peut s'éloigner.

Si, au lieu de nier un fait général aussi évident que celui qui nous occupe, nos adversaires eussent employé à l'étudier, et le talent qu'ils possèdent, et les moyens favorables d'en tirer parti que leur donne leur position à la tête d'un des grands hôpitaux de la capitale, je ne doute pas que des résultats importans pour la pratique n'eussent été la suite de cette étude. Voici quelques faits qui me le font du moins soupçonner.

1°. Les traces des inflammations aiguës en général sont, le plus ordinairement, entièrement disparues après la mort. Cette disparition est d'autant moins complète, que l'examen du cadavre a été plus rapproché du moment de la mort; que la phlegmasie a été plus intense et que sa marche a été plus lente. Elle cesse d'être possible dans les phlegmasies chroniques; elle n'a pas lieu pour les phlegmasies très-intenses ; *il est probable* qu'elle est rare immédiatement après la mort.

2°. Les traces des inflammations disparaissent plus fréquemment à la peau que dans les membranes séreuses, dans celles-ci que dans les membranes muqueuses, et dans ces dernières que dans le tissu cellulaire.

3°. Les traces des érysipèles s'effacent plus, promptement au visage que dans tout autre point de la peau, et les traces des phlegmasies de l'estomac plus vite que celles des intestins.

4°. Les traces des phlegmasies intermittentes s'effacent plus fréquemment que celles des continues. On les trouve d'autant moins marquées, que le type de la phlegmasie s'est éloigné davantage de la continuité. Elles paraissent du reste soumises aux mêmes lois que les continues.

5°. Les phlegmasies articulaires, continues ou intermittentes, sont, après celles de la peau, les inflammations qui laissent le moins de traces après la mort. Peut-être sont-elles sur la même ligne.

6°. La disparition des phlegmasies après-la mort est plus fréquente précisément dans les mêmes tissus où la révulsion est plus facile pendant la vie, et où la mobilité des phlegmasies est plus grande. Ainsi :

Les phlegmasies articulaires sont tout à la fois les plus mobiles, les plus faciles à révulser, les plus fréquemment intermittentes, et du nombre de celles qui laissent le moins de traces après la mort ;

Au contraire, les phlegmasies du tissu cellulaire, sont les plus fixes ; il est presque impossible de les déplacer, on ne les a jamais vues intermittentes, et les traces s'en effacent difficilement sur les cadavres ;

Enfin, les phlegmasies du tube digestif viennent immédiatement après celles du tissu cellulaire, pour la fixité, la difficulté de révulsion, et la rareté de la disparition après la mort.

Si je ne me trompé, on pourrait tirer de ces observations et de leur rapprochement des conséquences utiles pour la pratique. Je ne me hasarderai cependant point à l'essayer ; je sens qu'avant tout, les faits que j'avance ont besoin d'être mieux constatés que je n'ai pu le faire ; et quelques bonnes raisons que j'aie de les croire exacts, je préfère attendre qu'ils aient été confirmés.

Mais, du moins, s'il est indubitable que l'époque à laquelle on fait l'ouverture d'un cadavre ; l'intensité de la phlegmasie dont le malade était atteint, la rapidité ou la lenteur avec laquelle la maladie a parcouru ses périodes, l'organisation propre à chaque tissu, la différence de sensibilité et la diversité des fonctions départies aux divers points d'un même tissu ; enfin la continuité ou l'intermittence de la phlegmasie soient autant de causes qui influent sur le degré de disparition des traces des inflammations dans les cadavres ; cette disparition, bien loin d'être une supposition de notre part, est donc *un fait bien réel*, puisqu'elle est soumise à des lois qu'il est possible d'étudier. Or c'est là ce que je voulais surtout établir.

Ainsi donc, cette *fièvre essentielle*, la seule que, sur douze, nos adversaires pussent soutenir, avec quelque apparence de raison, ne dépendre d'aucune lésion, ne diffère en rien des onze autres ; elle dépend comme elles de l'inflammation du tube digestif : *c'est la mort qui en efface les traces.*

Résumons maintenant tout ce que nous avons dit jusqu'ici. J'ai prouvé, ce me semble :

1°. Que les lésions cadavériques sont toujours les causes des symptômes qui ont existé pendant la vie ;

2°. Que dans les maladies dites *fièvres essentielles*, des lésions cadavériques existent presque constamment ;

3°. Que dans le petit nombre de cas où on n'aperçoit pas ces lésions, elles n'en ont pas moins existé, mais qu'elles ont disparu depuis la mort.

Or, je crois pouvoir en déduire, comme conséquence nécessaire, qu'il *n'existe pas de fièvres essentielles.*

Et comme, en même temps, nous avons vu que les désordres de l'organisation dont ces maladies dépendent, se rencontrent toujours dans la membrane muqueuse gastro-intestinale, j'en tire cette autre conséquence non moins rigoureuse que celle qui précède : *les fièvres essentielles des auteurs sont des gastro-entérites.*

Quelques médecins, parmi les partisans de la nouvelle doctrine, pensent que la *fièvre* dite *ataxique* doit être exceptée de cette conséquence générale. Je ne partage pas leur avis, et voici en peu de mots sur quoi je me fonde pour regarder cette maladie comme une gastro-entérite.

1°. Dans *le plus grand nombre* des ouvertures de cadavres faites à la suite de ces fièvres, on ne trouve de lésions *que dans le tube digestif.* Ce sont les mêmes traces d'inflammation que celles que l'on rencontre après les fièvres dites muqueuses, bilieuses et adynamiques.

2°. *La très-grande majorité* des fièvres dites ataxiques commencent par être ou muqueuses, ou bilieuses, ou adynamiques, et ce n'est ordinairement qu'après avoir passé par l'une de ces trois formes, qu'elles prennent le caractère qui leur a valu leur nom.

Je ne connais à opposer à ces deux faits que les suivans :

1°. *Souvent*, dans ces maladies, l'inflammation du tube digestif est accompagnée de celle de l'arachnoïde, ou du cerveau lui-même.

-2°. *Quelquefois* l'inflammation de cette dernière membrane a été trouvée seule marquée dans les cadavres.

Or, il me semble impossible de conclure de ces faits, pour et contre, rien autre chose que ce qui suit. Les fièvres dites ataxiques sont des gastro-entérites, dans lesquelles le cerveau ou ses membranes partagent sympathiquement, d'une manière rapide et très-prononcée, la douleur des organes digestifs, et finissent *souvent* par s'enflammer eux-mêmes. L'inflammation, ainsi communiquée au cerveau ou à ses membranes, peut y persis-

ter, celle du tube intestinal étant déjà dissipée, et, par conséquent, les traces de cette
inflammation exister seules après la mort.

Gardons-nous cependant d'être exclusifs : la
maladie dite *fièvre ataxique* est une maladie
complexe ; les symptômes qui la caractérisent
appartiennent tout à la fois à l'irritation des
voies digestives et à l'irritation des membranes du cerveau ou du cerveau lui-même :
les uns comme les autres de ces symptômes
peuvent donc être primitifs ou secondaires,
directs ou sympathiques. Lesquels sont le plus
communément primitifs, lesquels sont le plus
fréquemment secondaires ? voilà donc où se
trouve le véritable point de la question. Or
presque toutes les fièvres ataxiques *commencent* par des symptômes de gastro-entérite sans
mélange de symptômes cérébraux, il faut bien
en conclure que les symptômes de presque
toutes les fièvres ataxiques reconnaissent pour
causes la phlegmasie *primitive* du conduit
intestinal et l'irritation *secondaire* ou sympathique des membranes du cerveau ou de cet
organe lui-même. Mais *il est possible* que l'on

ait observé, ou que l'on observe quelquefois par la suite, des fièvres ataxiques *débutant* par des symptômes cérébraux sans mélange de signes de gastro-entérite; et alors il faudra bien reconnaître que *quelquefois* les symptômes des fièvres ataxiques dépendent de l'inflammation *primitive* du cerveau ou de ses membranes, et de l'irritation *secondaire* ou sympathique de la membrane muqueuse gastro-intestinale.

Tout ce que j'ai dit précédemment sur les *fièvres essentielles*, en général, est donc applicable aux fièvres ataxiques en particulier. *La plus grande fréquence* des lésions du tube digestif dans cette affection, et *les symptômes de gastro-entérite*, sans mélange d'autres symptômes, par lesquels elle débute ordinairement, me paraissent démontrer évidemment que cette maladie est une gastro-entérite.

Ainsi la question de l'essentialité des fièvres se trouve maintenant résolue, et par les faits et par le raisonnement. Tout a concouru à prouver que ces maladies dites *essentielles* dépendent toujours de l'inflammation du conduit digestif, et qu'aucune ne peut exister indépendamment de cette lésion. Il ne me reste donc plus maintenant qu'à réfuter les objections faites à ces vérités : c'est ce que je vais entreprendre dans les chapitres suivans.

CHAPITRE III.

*Réfutation des objections faites à la nouvelle
doctrine des fièvres.*

Pour introduire autant d'ordre qu'il me sera
possible dans la discussion qui va suivre, j'exa-
minerai successivement les objections rela-
tives aux causes, aux symptômes, à la marche
et au traitement de ces maladies; enfin, je
terminerai par celles qui ne se seront ratta-
chées à aucune de ces divisions. J'espère de la
sorte n'en omettre aucune.

Objections tirées des causes.

1°. Des causes agissant sur toute l'économie : telles qu'un air vicié, des alimens malsains et la chaleur atmosphérique, ne peuvent
pas produire une irritation bornée à l'estomac
et aux intestins, et cependant elles produisent
les fièvres.

2°. Les évacuations excessives, le coït immodéré, et le traitement trop débilitant des
fièvres dites inflammatoires, bilieuses, muqueuses, etc., ne peuvent pas déterminer une
inflammation, et ces causes produisent la fièvre
adynamique : donc cette maladie ne dépend
pas de l'inflammation. Ou, en d'autres termes,
la plupart des causes de la fièvre adynamique
sont débilitantes : donc cette maladie dépend
de la faiblesse, et non d'une inflammation.

Si j'ai bien compris les écrits de nos adversaires, telles sont leurs premières objections
dans toute leur force, car pour les avoir tra-
duites dans un langage autre que le leur, on
ne m'accusera pas cependant de les avoir af-
faiblies.

A la première je répondrai :

L'air n'agit que sur *la peau, les voies pul-
monaires* et *les voies gastriques,* lorsqu'il
contient des miasmes. Les *alimens malsains*
exercent long-temps leur action sur *l'estomac
et les intestins* avant que la nutrition en souffre.
Enfin, *la chaleur atmosphérique* stimule la
peau, mais surtout *l'estomac* (sympathique-

ment sans doute), comme le prouvent la soif vive qui accompagne son action, et le bien-être que procure alors l'ingestion d'une boisson froide. Or, si ces trois surfaces de rapport, la peau, la membrane muqueuse pulmonaire et la membrane muqueuse gastrique, *reçoivent seules* les impressions de ces agens, il est donc déjà faux de dire que de telles causes agissent sur toute l'économie.

Maintenant, puisque l'action de ces causes est évidemment bornée à la peau et aux membranes muqueuses pulmonaire et gastro-intestinale, les lésions, qui en sont les effets, doivent être également bornées à ces mêmes surfaces. Mais la peau, comme l'expérience le prouve, transmet presque toujours *aux voies digestives* les impressions de chaleur qu'elle reçoit ; les miasmes que peut contenir l'air exercent une action bien plus grande sur *les voies digestives* que sur les poumons et la peau ; les alimens malsains agissent bien certainement sur *les voies digestives :* ce sont donc, en dernier ressort, les voies digestives qui sont le plus influencées par ces agens que l'on dit généraux. Ainsi, non-seulement l'air vicié, la chaleur et les mauvais alimens *peuvent produire une irritation bornée à l'estomac et aux intestins,* mais encore ce doit être là leur effet le plus ordinaire. Passons à la seconde objection.

« Les évacuations excessives, etc., ne peu-
» vent pas déterminer une inflammation, et
» elles produisent la fièvre adynamique, donc
» cette maladie ne dépend pas de l'inflam-
» mation. »

Il y a dans cet argument une erreur de fait. C'est qu'il est faux que les évacuations excessives, le coit immodéré, les traitemens trop débilitans, fassent naître la fièvre adynamique. Ces causes plongent dans le marasme ou conduisent à l'hydropisie : voilà leurs effets directs et ordinaires; j'en appelle aux observateurs de bonne foi pour démentir ou confirmer mon assertion. S'il était vrai que *la faiblesse* pût produire *la fièvre* dite *adynamique,* cette maladie devrait être dès-lors la terminaison nécessaire de toutes les affections de longue durée qui ont beaucoup affaibli ceux qui en ont été atteints; or cela n'a pas lieu :

elle attaquerait plus fréquemment les vieil-
lards que les adultes, et c'est le contraire que
l'on remarque.

Je suis convaincu que c'est la théorie que
l'on s'est faite *à priori* sur cette maladie, qui
a conduit à l'erreur que je réfute. On avait
déclaré cette affection essentiellement asthénique, on lui avait donné un nom qui consa-
crait cette opinion, il fallait de toute nécessité lui trouver des causes qui fussent en harmonie avec la nature qu'on lui supposait. De
là, la supposition que l'air humide et sombre,
les évacuations excessives, le coït immodéré,
l'abus des saignées, etc., pouvaient la produire, tandis qu'il n'en est rien. Et la preuve
que c'est bien la véritable source de cette erreur que je signale, c'est que l'on a retranché
du nombre des causes de la fièvre adynamique, toutes celles qui sont trop évidemment
stimulantes, et qui, par conséquent, auraient
donné un démenti à la théorie. Ainsi on a
passé sous silence les suppressions d'hémor-
ragies et d'exanthèmes, la présence des gran-
des inflammations à la peau, l'abus du vin,

du café, des liqueurs spiritueuses, etc., etc. Qui osera nier cependant que ce ne soient là les causes les plus fréquentes de ces maladies?

C'est par suite de la même hypothèse sur l'essence de la fièvre adynamique, que l'on a avancé que les miasmes, les alimens tendant à la putréfaction, les boissons d'eaux corrompues, l'abus des aromates, des alcalins, des rۥercuriaux, etc., étaient seulement des débilitans, sans s'occuper de leur action immédiate sur l'organe avec lequel ils sont mis en contact. On n'a pas fait attention que la débilité qu'ils produisent n'est que consécutive à l'état dans lequel ils mettent l'estomac; car il est de remarque que tous agissent sur cet organe. On n'a pas remarqué que c'était ne rien dire que de nommer *débilitantes*, certaines causes, par cela seul que la faiblesse en est la suite, puisque toutes les causes de maladies mériteraient dès-lors cette dénomination. Enfin, on a oublié que c'est l'action seule qu'elles exercent sur les différens tissus, qui doit servir de

base à leurs dénominations. Ainsi, ces alimens corrompus, ces aromates, ces alcalins, etc., irritent l'estomac par leur présence, et, si leur action est souvent répétée
et long-temps continuée, ils finissent par enflammer cet organe. Ces causes sont donc
irritantes avant tout ; et la faiblesse, qui est
la suite de leur action prolongée, ne doit
pas plus les faire regarder comme débilitantes, que la faiblesse qui suit l'abus du vin
ne peut faire considérer ce liquide comme
un débilitant.

Mais je vais plus loin maintenant, et je
dis que, parvînt-on à prouver que des causes
débilitantes, et sans autre propriété que celle
d'affaiblir, peuvent développer la fièvre adynamique, il n'en résulterait encore aucune
présomption en faveur de l'opinion qui veut
que cette maladie ne dépende pas d'une inflammation. Car si, à l'ouverture des cadavres, on trouve des traces de phlogoses, il
faudra bien, bon gré, mal gré, qu'on en
conclue sa nature inflammatoire. Or, ces
traces de phlegmasie existent, comme nous

l'avons vu précédemment. Si donc on persiste à soutenir que les causes de la fièvre
adynamique sont débilitantes, il faut dire
en même temps que des causes de faiblesse
peuvent exciter une inflammation. Et qu'on
ne m'accuse pas d'exagérer ici l'importance
des lésions cadavériques; car il est certain
que l'anatomie pathologique seule peut décider irrévocablement la question qui nous
occupe. Cela est si vrai, que causes, symptômes, marche de la maladie, traitement,
tout, en un mot, concourût-il à prouver que
les fièvres dépendent de l'inflammation des
organes de la digestion; si l'ouverture des
cadavres ne venait le confirmer, tous les
médecins s'accorderaient à déclarer cette opinion non démontrée. Donc, ces mêmes
causes, symptômes, etc., sont insuffisans
pour prouver la nature non-inflammatoire
de la fièvre adynamique, contre l'aspect des
lésions qui dépose le contraire. Je ne pré-
tends pas cependant que les preuves, pour
ou contre la nature d'une maladie, prise
ailleurs que dans l'examen des cadavres,

soient de nulle valeur, je veux dire seulement qu'elles ne viennent qu'en seconde
ligne.

En résumé, ces causes, dites générales, produisent un effet local ; ces causes, dites débilitantes, sont essentiellement irritantes ;
enfin, fussent-elles réellement *générales et
débilitantes*, dans le sens attaché à ces
mots par nos adversaires, on n'en pourrait
pas conclure que la fièvre adynamique, en
particulier, et toutes les fièvres, en général,
ne dépendent pas d'une inflammation. Il est
donc inutile que je m'occupe davantage de
ces objections, et je passe de suite à la réfutation de celles puisées dans les symptômes
et la marche des fièvres.

*Objections tirées des symptômes et de la
marche.*

Ici ce n'est plus contre la nature des fièvres
que l'on argumente, c'est contre leur siége.
On prétend que le grand nombre de symptômes qui les accompagnent ou les consti-

tuent, démontre que toute l'économie est en souffrance, et que c'est à tort par conséquent que nous voulons faire résider leur siége principal dans la membrane muqueuse de l'estomac et des intestins. On ajoute que les modifications nombreuses que présentent ces maladies, ne peuvent pas toutes dépendre de la lésion du même organe.

Je ne répéterai point que l'on n'a pas assez réfléchi à l'importance du rôle confié à l'estomac dans la machine humaine ; mais je dirai que c'est pour n'avoir pas même étudié avec assez de soin les signes qui accompagnent l'exercice des fonctions de cet organe, que l'on fait de telles objections. Si l'on eût comparé ces signes aux symptômes des fièvres, on aurait vu que ce sont les mêmes phénomènes dans les deux cas, à l'intensité près. Je vais entreprendre de le démontrer.

Examinons un homme qui vient de faire un repas trop copieux. Que se passe-t-il chez lui ? Sa circulation s'accélère, la chaleur de tout son corps est augmentée, il éprouve de légers frissons dans le dos, sa peau devient sèche, un mal-aise général le tourmente ; il a quelques envies de vomir, il sent un poids incommode dans la région épigastrique, ses membres sont comme fatigués ; il a mal à la tête, de l'insomnie ou de la tendance au sommeil ; enfin sa bouche est aride, fade, sa langue rouge, et il éprouve une soif inaccoutumée. Je le demande maintenant : en quoi tout cela diffère-t-il des symptômes d'une fièvre légère ? En rien absolument ; et si l'on ne vous fait point part de la cause de ce désordre, ce sera pour vous *une fièvre*. Or, si ces phénomènes sont évidemment sympathiques de l'irritation de l'estomac (car ils persistent encore pendant plus ou moins de temps après le rejet ou la digestion des alimens), pourquoi voudriez-vous donc qu'il en fût autrement lorsqu'ils apparaissent sans avoir été précédés de l'ingestion d'une trop grande quantité d'alimens, sans être produits, en un mot, par une digestion pénible ? Mais poursuivons.

Si ces digestions laborieuses se répètent

deux ou trois jours de suite, l'estomac enfin, fatigué, cesse d'appéter les alimens; le pouls devient plus fréquent; la chaleur du corps est beaucoup plus forte; la peau est très-sèche; au malaise a succédé l'anxiété; les nausées et les vomissemens se déclarent; la sensation de pesanteur existant à l'épigastre a fait place à la douleur; le sentiment de fatigue est remplacé par le brisement des membres ou un état d'anéantissement plus ou moins considérable; la douleur de tête devient insupportable, elle se fixe dans un point, au-dessus des orbites par exemple, ou bien elle est générale; le malade est assoupi ou tourmenté par l'insomnie; sa bouche est amère et pâteuse; sa langue, ses dents et ses gencives se recouvrent d'un enduit jaunâtre, gris ou blanchâtre; enfin sa soif est extrêmement vive. Quelque nom que vous donniez à ce nouveau groupe de symptômes, que vous offre-t-il autre chose que l'exagération de ceux qui accompagnaient la digestion pénible qui a ouvert la scène.

Enfin, la perte de l'appétit se change en

horreur des alimens ; le malade désire et dévore les boissons froides ; le pouls devient
d'une fréquence extrême ; la peau est sèche,
âcre et brûlante ; la stupeur remplace l'anxiété ; les vomissemens continuent et la matière en est plus ou moins foncée en couleur ; les forces musculaires sont prostrées ;
le délire se joint au mal de tête qui n'est
plus qu'obscur ; l'assoupissement ou l'insomnie sont opiniâtres ; le sentiment du goût a
disparu ; la langue qui n'était que jaune,
grise ou blanchâtre, est maintenant sèche,
racornie, noire et comme brûlée ; l'enduit
variable en couleur qui revêtissait les dents
et les gencives s'est convertie en une croûte
noire, épaisse, que l'on appelle fuligineuse ;
enfin la soif est inextinguible. Vous pour-
rez bien appeler cette réunion de symptômes *une fièvre adynamique* ; mais ce n'en
sont pas moins les mêmes phénomènes que
les premiers jours, ce sont encore les cris
de douleur d'un estomac malade ; seulement
ils sont plus forts et plus expressifs qu'au début, parce que l'organe est plus profondément affecté.

Pourquoi voudriez-vous donc, lorsque ces trois groupes de symptômes sont séparés sur trois individus, que nous y vissions trois maladies différentes? N'est-il pas évident que tous les trois ont l'estomac enflammé, qu'il l'est seulement à des degrés divers chez chacun d'eux, et que c'est en cela que consiste toute la différence.

Enfin, un teint un peu plus pâle ou un peu plus jaune, un peu plus ou un peu moins de mucosités ou de bile, sécrétées et rejetées par les vomissemens, suffiront-ils pour nous faire croire à deux maladies distinctes chez Pierre et chez Paul, lorsque tous les autres symptômes seront fondamentalement les mêmes? Non, certainement. C'est le tempérament particulier à chacun d'eux, la variété des alimens dont ils font usage, la diversité des climats, des saisons et des lieux sous lesquels ils ont contracté leur maladie, qui introduisent ces légères différences. Ainsi, celui qui est d'un tempérament lymphatique, qui se nourrit de végétaux et habite une atmosphère ordinairement humide et froide, rend des mucosités abondantes à l'occasion de l'irritation de son estomac. Cet autre, au contraire, qui, doué d'un tempérament bilieux, choisit de préférence ses alimens dans le règne animal et habite une contrée sèche et chaude, vomit des flots de bile à l'occasion de l'irritation du même organe. En vain vous donnerez à l'affection du premier, le nom de *fièvre muqueuse*, à celle du second, celui de *fièvre bilieuse*, vous n'aurez rien changé à la nature de leurs maladies, ce sera la même dans les deux individus, la différence n'existera que dans vos mots.

Eh quoi, allez-vous vous écrier, les mille formes que peut prendre la fièvre dépendraient toujours de l'irritation d'un organe unique! Non, direz-vous, cela n'est pas possible, *il faut être bien dépourvu de lumières et d'attention pour confondre toutes les fièvres, ou plutôt pour rapporter constamment la fièvre au même principe, tandis qu'elle présente des modifications si nombreuses, soit durant son cours chez le même sujet, soit chez les différentes personnes qu'elle affecte* (1). Eh bien ! Messieurs, sans imiter votre ton d'urbanité, je vous répondrai tout simplement, que c'est encore faute de comparer l'estomac sain à l'estomac malade, que l'on arrive à faire de telles objections. Vous croyez que la seule irritation de ce viscère est incapable de produire tant de phénomènes divers. Vous n'avez donc pas remarqué que l'ivresse présente des *modifications aussi nombreuses* que les fièvres, *soit durant son cours chez le même sujet, soit chez les différentes personnes qu'elle affecte*. Et cependant, c'est bien de l'estomac alors que toutes les fonctions qui se troublent reçoivent la première influence ; car l'absorption du liquide n'y est que pour peu de chose, et peut-être pour rien, puisque l'on voit des ivresses suivre instantanément l'ingestion d'une liqueur spiritueuse, et d'autres dissipées avec la même promptitude par l'administration de quelques gouttes d'am-

---

(1) Nouveau Journal de Médecine, Tome VII, Bulletins de la Faculté, page 56.

moniaque (1). Si vous aviez observé un certain nombre d'individus ivres à différens degrés, vous auriez trouvé là le type de toutes vos fièvres. Vous auriez vu que cet homme, d'un tempérament nerveux, irritable, avec ses alternatives de tristesse et de gaieté, de douceur et de colère, de rêves de bonheur et de désespoir ; les mouvemens presque convulsifs dont ses membres sont agités ; ses hallucinations des sens, ses vociférations, sa langue épaissie, sa soif brûlante, son mal de tête atroce, la chaleur âcre qui le dévore, etc., vous présente en petit, dans son ivresse, tous les symptômes de votre fièvre ataxique. Vous vous seriez aperçus que cet autre ivrogne, que ses jambes refusent de soutenir, dont les forces musculaires sont anéanties (prostrées), les sens entièrement

------

(1) Voyez dans le Journal de Médecine, rédigé par M. Gaultier de Claubry, cahier de novembre 1820, page 166 et suivantes, des observations d'ivresses dissipées instantanément par l'ammoniaque, à la dose de quelques gouttes (jusqu'a 20) ; communiquées par M. Girard de Lyon.

émoussés, la tête profondément douloureuse,
le délire taciturne, la langue épaisse et em-
barrassée, la soif et la chaleur extrêmes, les
efforts de vomissement nuls ou considérables,
l'écoulement des urines et des matières féca-
les involontaires, etc., vous offre à peu de
chose près tous les signes de votre fièvre adynamique. Il n'est pas jusqu'à votre fièvre inflammatoire, dont vous n'eussiez retrouvé
l'image dans ce qu'éprouve cet homme sanguin et pléthorique, qui, comme on dit vul-
gairement, a une pointe de vin. Dans la
plénitude de son pouls, la coloration rosée
et la turgescence de son visage, le battement
de ses artères temporales, la douce moiteur
qui baigne sa peau, ce sentiment d'exubé-
rance de forces qu'il est impatient de dis-
siper, etc., etc. : vous auriez facilement re-
connu des syptômes entièrement analogues
à ceux de cette fièvre.

Je n'en finirais point, si je voulais entreprendre de tracer toutes les formes de l'ivresse ;
elles se multiplient à l'infini. Age, sexe (1),

____

(1) Chez les enfans, l'ivresse est presque toujours

tempérament, idiosyncrasie, habitude, quantité et nature des liquides qui la déterminent, tout concourt à lui imprimer des aspects variables. Eh bien, il en est de même des fièvres. A chaque forme d'ivresse on peut trouver une forme de fièvre qui lui corresponde, et les mille aspects sous lesquels celle-ci frappe vos yeux, ne doivent pas plus vous étonner que les variétés innombrables de celle-là. Dans les fièvres, comme dans l'ivresse, le trouble dépend de l'irritation de l'estomac et des intestins, communiquée par voie de sympathie aux autres organes. Dans les fièvres comme dans l'ivresse, par conséquent, l'âge, le sexe, le tempérament, etc., doivent introduire des différences sans nombre.

Enfin, si, comme vous le prétendez, c'est confondre toutes les fièvres que de rapporter à la même source les modifications *si nombreuses* qu'elles présentent, que n'accusez-

---

accompagnée de convulsions ; il en est de même chez beaucoup de femmes ; leurs *fièvres* présentent également ce caractère.

vous également M. Pinel de les avoir confondues en les réduisant à *cinq*. Si ces modifications *si nombreuses* doivent constituer autant de maladies différentes, ce célèbre professeur, en opérant sa réduction, s'est rendu le premier coupable d'avoir introduit la *confusion* dans cette classe de maladies. Nous ne faisons, nous, que la rendre un peu plus grande. Si vous croyez qu'il a eu tort, dites-le donc, et ne vous retranchez pas derrière lui lorsque l'on vous attaque. Si, au contraire, vous pensez avec nous qu'il a rendu un grand service à la science, en s'efforçant de fixer le nombre des fièvres, qui menaçait de devenir infini (1), nous ne

---

(1) Tissot avait déja senti la nécessité de réduire le nombre de ces maladies, qui ne lui paraissaient différer, dans le plus grand nombre des cas, que par les dénominations. Voici comment il s'exprime à cet égard : « Une grande quantité de maladies fé- » briles se sont présentées à mon observation. J'ai » lu avec attention les histoires tres-exactes d'un grand » nombre de fièvres ; et le résultat de mes réflexions » sur cet objet, a été que toutes les fievres primi-

sommes plus coupables que d'avoir confondu *cinq* maladies, en les rapportant au même principe. Votre reproche est donc au moins très-exagéré. Mais si quatre de ces fièvres, les muqueuses, les bilieuses, les adynamiques et les ataxiques, présentent toujours les mêmes lésions cadavériques , comme on peut s'en convaincre en lisant les écrits des médecins qui ont traité de chacune de ces maladies en particulier; et si la cinquième, la fièvre dite angéio-ténique, présente très-

---

» tives, *sans en excepter une seule*, sont ou inter-
» mittentes , ou inflammatoires , ou putrides , ou sont
» enfin des complications de ces maladies. Qu'on ne
» vienne point m'objecter *cet énorme catalogue de*
» *fièvres*, qui, bien sûrement, a dû entraver les pro-
» grès de la médecine, mais qui , grâces au ciel,
» *n'a point augmenté le nombre des maladies*. En effet,
› *on a souvent indiqué sous dès dénominations diffé-*
» *rentes , des maladies identiques ;* d'autres fois, et
» le plus ordinairement, négligeant la cause et ne
» considérant que les symptômes, on a donné des
» noms particuliers a tous les phénomenes fébriles
» un peu graves, qui se sont présentés dans la pra-
» tique, etc. »
Fièvre bilieuse de Lausann, p. 50.

souvent les mêmes lésions (1), votre reproche n'est plus fondé, car nous n'avons fait que rapporter à leur cause unique et commune *des variétés* de la même affection, et ce n'est pas là les confondre (2).

Ainsi ces symptômes si nombreux, si variés, reconnaissent pour cause première et principale, l'irritation de l'estomac. La physiologie et l'anatomie pathologique sont d'accord pour établir cette vérité; nous allons présenter encore quelques considérations à l'appui, puisées dans la marche et la terminaison des fièvres.

On s'attend peut-être à me voir entamer une discussion sur *la marche nécessaire, la crudité, la coction, les périodes et les jours critiques* des fièvres. Qu'on se rassure; toutes ces rêveries renouvelées des Grecs ne m'ar-

______

(1) Nous expliquerons dans un instant les exceptions.

(2) Ce fait de l'identité des lésions dans ces qua re maladies, suffit pour renverser la plupart des objections qu'on a faites à la nouvelle doctrine, et pour prouver en même temps que les divisions que l'on a tracées dans les fièvres, sont fautives.

rêteront pas un seul instant; ce serait perdre mon temps que de l'employer à combattre de telles chimères, et j'en suis avare. Je veux seulement prier le lecteur de fixer un moment son attention sur les faits suivans.

Premier Fait. — On voit tous lés jours, dans les hôpitaux, des hommes passer deux ou trois jours avec les symptômes d'une fièvre inflammatoire, présenter ensuite ceux d'une fièvre muqueuse ou bilieuse, et finir par tomber dans l'adynamie et dans l'ataxie.

Quels noms doit-on donner à cette maladie?

Lequel de ces trois ou quatre groupes de symptômes qui se succèdent, lui prêtera-t-il le sien?

Faut-il lui en fabriquer un de la réunion de tous ceux de ces groupes, et dire, par exemple, avec Rœderer et Wagler : fièvre mucoso-bilioso-putrido-maligne et inflammatoire.

Soit que l'on se décide à ne lui donner qu'un nom simple, soit que l'on préfère lui forger un nom composé, ne sera-t-il pas utile de faire connaître les motifs, s'il y en

2, qui auront fait prendre l'une de ces deux déterminations plutôt que l'autre.

Dans tous les cas enfin, le malade qui présente cette série de symptômes, a-t-il une maladie simple, double, triple, quadruple, etc.

Nous autres, novateurs, nous tranchons toutes ces difficultés. Nous ne voyons dans cette succession de phénomènes, qu'une inflammation de l'estomac et des intestins, passant graduellement par divers degrés d'intensité, depuis le plus léger jusqu'au plus grave. Nous poussons même la présomption jusqu'à prétendre que ce fait, qui n'est pas rare, confirmerait au besoin notre théorie sur la nature des fièvres.

Deuxième Fait. — La fièvre inflammatoire n'est point dangereuse par elle-même, elle ne le devient que par sa *complication* avec la fièvre adynamique, ou lorsqu'il s'opère pendant son cours une congestion vers un organe (1).

____

(1) Franck, M. Pinel, M. Navières, etc.

Toujours poursuivis par la fureur d'innover, nous prétendons que la conséquence naturelle de ce fait est qu'il n'y a pas de fièvre inflammatoire, et que l'on a décrit sous ce nom les premiers symptômes de toutes les phlegmasies, chez les individus pléthoriques; ou si on l'aime mieux, la phlegmasie de chaque organe chez ces mêmes hommes, dans une nuance légère qui ne permet que difficilement de reconnaître l'organe affecté.

Troisieme Fait. — On ne meurt le plus ordinairement de la fièvre muqueuse et de la fièvre bilieuse, que lorsqu'elles *dégénèrent*, disent Rœderer, Wagler et Tissot, en fièvres *putrides ou malignes*, ou bien lorsqu'elles se prolongent sous forme chronique.

Traduit en langage physiologique, cela ne voudrait-il pas dire qu'on ne succombe pas à une inflammation de l'estomac et des intestins, tant qu'elle ne devient pas excessive, ou qu'elle ne dure pas trop long-temps. Cette version nous a paru si vraie, que nous n'avons pas hésité à l'adopter, surtout quand nous avons eu lu dans Rœderer et Wagler,

que la fièvre muqueuse fait périr les malades
par suite de l'*inflammation des intestins*,
et dans Tissot, que la fièvre bilieuse est due à
une humeur putride, etc., *qui irrite l'esto-*
mac, les intestins grêles, le duodénum sur-
tout.

Je soumets ces trois faits, avec les com-
mentaires qui les accompagnent, au jugement du lecteur ; et je passe de suite aux
objections tirées du traitement.

Objections tirées du traitement.

C'est maintenant la nature des fièvres qui
est remise en question. On nous dit que les
toniques guérissent ces maladies, tandis que
la saignée les aggrave, et que par conséquent
elles ne peuvent pas dépendre de l'inflammation.

Je ne pense pas que nos adversaires aient
voulu prétendre que les toniques guérissent
toutes les fièvres, et que la saignée ne puisse
en guérir aucune. Si donc ils avaient daigné
nous dire quelles sont celles de ces maladies

qui résistent ou cèdent à l'un ou à l'autre de ces traitemens, leur objection aurait au moins le mérite de la précision. Mais j'oublie que cela leur est impossible, puisque ce n'est qu'après l'événement qu'ils peuvent prononcer sur la nature d'une fièvre. Si elle a guéri par les anti-phlogistiques, eh bien, c'est qu'elle était inflammatoire ; si elle n'a cédé qu'aux toniques au contraire, c'est qu'elle ne dépendait pas d'une inflammation : voilà comment ces Messieurs raisonnent. Mais dire à l'avance, celle-ci est inflammatoire et cette autre ne l'est pas, ces Messieurs s'en donnent bien de garde, ils s'exposeraient à de trop nombreux désappointemens. Cependant comment traitent-ils la maladie avant de connaître sa nature ? Cela ne les embarrasse pas ; ils s'en rapportent là-dessus à leur *tact médical* ; j'ai presque dit au hasard.

Puis donc qu'on ne nous fait pas connaître, faute de le pouvoir, les fièvres que l'on assure n'être guérissables que par les toniques, nous voilà réduits à les passer toutes en revue, pour examiner si ce succès des toniques est bien réel, ensuite s'il prouve quelque chose contre la nature inflammatoire des fièvres.

Je commence par les fièvres adynamique et ataxique, et comme j'aime beaucoup les raisonnemens qui s'appuient sur des chiffres, je vous demande : sur *douze* malades atteints d'adynamie ou d'ataxie, et traités par le quinquina et complices, combien en guérit-il, et combien y en a-t-il qui succombent ? Puis je réponds pour vous, avec tous les médecins qui ont écrit depuis Brown, et sans crainte que vous me démentiez, *sept* succombent et *cinq* guérissent... Vous voyez même que je vous ménage...

Eh bien ! sous l'emploi d'un médicament vous voyez périr sept de vos malades sur douze, et vous osez dire que les cinq autres ont été guéris par lui... Mais vous attendez donc qu'il n'en réchappe pas un, pour commencer à douter des vertus bienfaisantes de votre admirable spécifique..... Vous auriez bien du mérite à renoncer à son usage, s'il ne vous donnait pour résultat que des cadavres..... Croyez-vous le justifier en accusant la maladie, en disant qu'elle est *très-dangereuse, mortelle?* Faites qu'elle cesse de l'être ; car vous ne nous persuaderez pas qu'il soit de son essence de tuer sept personnes sur douze qu'elle attaque, quand nous voyons tous les jours le contraire. Il est vrai que dans les lieux où nous la voyons moins meurtrière, on ne lui prête pas le secours du quinquina.

Et c'est là ce *succès* des toniques dans les fièvres adynamique et ataxique qui vous fait prononcer que ces maladies ne dépendent pas d'une phlegmasie ! Mais vous oubliez donc que Huxham, Sydenham, Pringle, Hoffmann, Monro, Grant, Rivière, etc., les traitaient et les guérissaient par les saignées générales ; d'où je pourrais conclure, en empruntant votre manière de raisonner, et avec autant de fondement que vous, la nature inflammatoire de ces affections. Vous ne remarquez donc pas, surtout, que si d'un côté vous avez opéré cinq guérisons avec le quinquina, de l'autre vous avez fait sept morts par le même médicament ; et que si vous croyez pouvoir tirer de vos cinq prétendues guérisons, la conséquence que les maladies qui nous occupent ne sont pas inflammatoires, je suis en droit de m'appuyer de vos sept insuccès, et de dire : les fièvres adynamique et ataxique ne guérissent pas par les toniques, donc elles ne sont pas asthéniques. Et notez bien qu'il vous sera d'autant plus difficile de réfuter mon argument, que *le plus grand nombre de faits* est en ma faveur, et qu'en vain vous entasserez sophismes sur sophismes, j'aurai raison, sept fois, contre vous, cinq.

Je pose en fait maintenant, que si l'on veut essayer de traiter tous les érysipèles par des topiques stimulans, on aura bientôt, pour justifier ce traitement, autant de guérisons que dans les fièvres. Que dis-je, autant ? On en aura bien davantage, car la peau étant moins importante que la membrane muqueuse gastro-intestinale, la mort n'arrivera pas aussi promptement, et la nature et *le temps* finiront presque toujours par triompher de ce traitement anti-physiologique.

Par combien d'exemples ne pourrais-je pas appuyer cette assertion ! Eh bien, osera-t-on en conclure que l'érysipèle ne dépend pas de l'inflammation de la peau ? Osera-t-on surtout en tirer la conséquence qu'il faille le traiter habituellement par les irritans ? Et lorsque l'on verra que vingt, trente ou quarante jours suffiront à peine pour en obtenir la guérison, traité de cette manière ; tandis qu'abandonné à lui-même, il s'efface en huit ou dix jours, et qu'attaqué par les saignées locales, il disparaît souvent en vingt-quatre heures, balancera-t-on encore à adopter l'un de ces deux derniers modes de traitement ? Eh bien, tel est le cas des fièvres adynamique et ataxique. Ce sont, si je puis m'exprimer ainsi, des érysipèles de la membrane muqueuse digestive : c'est un fait prouvé par l'ouverture des cadavres. Comme à la peau, ces érysipèles peuvent disparaître sous l'emploi des stimulans de toute espèce, *mais beaucoup plus lentement et surtout plus rarement, qu'abandonnés à eux-mêmes ou traités par les anti-phlogistiques.* Comme à la peau, ce sont des inflammations avec les quatre caractères, *tumeur*, *rougeur*, *chaleur* et *douleur*. Enfin, on ne peut pas plus conclure de la disparition de ces phlegmasies pendant l'usage des toniques, qu'elles sont asthéniques, qu'on ne peut le faire pour l'érysipèle, de sa disparition dans les mêmes circonstances. Qui ne voit, en effet, que s'il était permis de conclure la nature d'une maladie du mode de traitement sous lequel elle a disparu, sans comparer le nombre des succès à celui des revers, sans tenir compte de la différence de durée de la maladie sous tel ou tel traitement, enfin en opposition avec les résultats de l'autopsie cadaverique; qui ne voit, dis-je, qu'il n'y aurait point de théorie, si absurde qu'elle fût, qui ne pût être justifiée par quelques faits, puisque toutes les méthodes possibles de traitement, même les plus opposées, comptent des succès dans la même maladie ?

En dernière analyse, les malades atteints de fièvres adynamique ou ataxique, et que l'on traite par les toniques, *ne meurent pas tous.* Si cela était, on aurait depuis long-temps renoncé à ce mode de traitement. Il en réchappe donc quelques-uns, ce sont ceux-là que l'on dit guéris, et c'est sur ces étranges guérisons que l'on s'appuie, pour soutenir que ces maladies ne dépendent pas d'une inflammation.

Pour fixer le siége des maladies (et par conséquent leur nature), il ne peut y avoir, il n'y a qu'un seul moyen, sans lequel on ne peut rien savoir, sans lequel on ne peut rien dire ni écrire que des ABSURDITÉS ; c'est d'observer les symptômes des maladies pendant la vie des malades, et quand ils succombent, de faire des ouvertures de cadavres. TOUTES LES GUÉRISONS DU MONDE NE PROUVENT RIEN (1).

Quel est donc le novateur, *le fauteur de la nouvelle doctrine* qui a écrit ces phrases ? Qui le croirait ? C'est un de ses plus ardens antagonistes, c'est M. Rostan. Nous l'en re-

____

(1) Nouveau Journal de Médecine , Tome VIII, page 259.

mercions bien sincèrement, car il nous sauve
l'embarras de qualifier certaines assertions
de M. F....... Nous nous bornerons donc à
faire l'application de ces vérités au fait qui
nous occupe ; et nous dirons : l'ouverture des
cadavres, à la suite des fièvres adynamique
et ataxique, montre des traces non-dou-
teuses d'inflammation dans le conduit digestif, les symptômes pendant la vie des malades qui sont atteints de ces maladies, indiquent la lésion de ce même tube intestinal :
donc, quand même le succès des toniques serait réel dans ces maladies, elles n'en dépendraient pas moins de la phlegmasie de
l'estomac et des intestins ; on serait forcé de
dire que les toniques guérissent les inflammations. Il était donc inutile, me dira-t-on,
de faire tant d'efforts pour démontrer que
ce succès est supposé, puisque vrai ou faux
cela ne change rien à la question. Non, cela
n'était pas superflu, il fallait prouver que
les faits et la théorie nouvelle n'avaient pas
cessé d'être d'accord, et c'est ce que j'ai fait.

Sera-t-il nécessaire maintenant de se livrer

à une longue discussion, pour démontrer que le succès des émétiques, dans les fièvres muqueuses et bilieuses, ne prouve pas davantage qu'elles ne dépendent pas d'une inflammation? Non certainement. Car puisque *toutes les guérisons du monde ne prouvent rien*, et que l'examen des cadavres, *moyen sans lequel on ne peut rien dire ni écrire que des absurdités* sur la nature des maladies, nous montre des traces d'inflammation dans le conduit digestif, il est évident qu'alors même que l'émétique ferait disparaître toutes les fièvres bilieuses et muqueuses, ces maladies n'en seraient pas moins des gastro-entérites. Les émétiques devraient être dèslors regardés comme des anti-phlogistiques. Il n'y a donc pas de doute à élever sur la nature de ces deux maladies, et je pourrais me dispenser de m'y arrêter davantage; mais j'ai pensé qu'il ne serait peut-être pas inutile de dire quelques mots sur ce *prétendu succès* de l'émétique. On vante beaucoup ses bons effets, et l'on ne parle pas du mal qu'il produit; on exagère singulièrement son utilité, et l'on ferme les yeux sur les dangers sans nombre qui suivent son emploi : réduisons-le donc à sa juste valeur.

Il faut d'abord retrancher du nombre des fièvres muqueuses et bilieuses auxquelles l'émétique est avantageux, toutes celles qui *dégénèrent*, suivant le langage reçu, en adynamies et en ataxies, car je ne pense pas que l'on veuille prétendre que cette *dégénérescence* soit une amélioration.

Il faut en retrancher, ensuite, par la même raison, toutes celles qui, sans passer à l'une de ces deux formes, n'en sont pas moins sensiblement exaspérées après son usage.

Il faut en retrancher enfin toutes celles qui, présentant une amélioration de quelques heures immédiatement après son effet, reprennent ensuite une intensité égale à celle qu'elles avaient d'abord, car ce soulagement est de trop courte durée pour qu'on puisse le célébrer comme un avantage ; d'autant moins que la maladie reprend, disons-nous, son intensité première quelques heures après. On ne dira pas, j'espère, que la marche ul-

térieure de la fièvre a été peut-être favora-
blement influencée par ce vomitif, ce serait
supposer une amélioration que rien ne démontre.

Quels sont donc les cas où l'on peut dire
avec vérité que l'émétique a été favorable ?
Ils sont en petit nombre. C'est lorsque la
maladie est sensiblement diminuée , et c'est,
ce qui arrive quelquefois , lorsqu'elle est totalement dissipée après son administration.
Or, comme ces cas sont rares en comparaison de ceux qui précèdent, on doit les regarder comme des exceptions à cette règle
générale , que l'*émétique n'est d'aucune utilité dans les fièvres bilieuses et muqueuses.*

Toutefois ces exceptions existent, nous
dira-t-on. Comment les concilier avec la
théorie ? Nous ne pouvons pas concevoir
que l'émétique, mis en contact avec un estomac phlogosé, n'augmente pas toujours , et
même au contraire guérisse quelquefois la
phlegmasie de cet organe, donc les symptômes
qu'il fait disparaître ne dépendent pas de sa
phlegmasie. Singulière manière de raison-

ner, que de nier un fait parce qu'on ne peut
pas le concevoir. Mais, messieurs, les symptômes que l'émétique fait disparaître diffè-
rent-ils de ceux des autres fièvres essentielles
que nous avons prouvé dépendre de l'inflammation de la membrane muqueuse gastro-
intestinale ? Non. Lorsqu'au lieu de les dis-
siper il les augmente, si le malade succombe,
ne trouve-t-on pas dans les cadavres des
traces irrécusables de cette même inflammation ? Oui. Eh bien, si les symptômes pendant la vie sont ceux qui indiquent la phlegmasie de l'estomac et des intestins, et si les
lésions après la mort démontrent cette même
phlegmasie, puisque l'émétique n'augmente
pas toujours et même fait disparaître *quelquefois* ces symptômes, il faut nécessairement en conclure que *quelquefois* l'émétique
guérit la phlegmasie de l'estomac et des intestins. C'est donc *un fait ;* et compris ou
non par vous, bien ou mal expliqué par
nous, le succès de ce médicament ne prouve
rien contre la nature inflammatoire des *fièvres.*
Il en est de ce succès, comme de celui du sul-

fate de zinc dans certaines ophtalmies légères , ou dans le commencement des blennor-
rhagies ; de l'eau-de-vie camphrée dans quelques érysipèles peu intenses, etc. Il prouve
seulement que les inflammations peuvent être
combattues quelquefois avec avantage par les
stimulans.

Il y a donc un travail important à faire
sur l'administration de ce médicament dans
les fièvres. Employé dans toutes indistinc-
tement, il est plus dangereux qu'il n'est utile,
et l'on devrait , à la rigueur, le proscrire du
traitement de toutes ces maladies. Mais ses
bons effets, lorsqu'ils ont lieu, sont si prompts,
que ce sera rendre un vrai service à la science,
que de déterminer les cas dans lesquels il
réussit. Il importe de les préciser surtout,
de manière à ce qu'on puisse toujours les reconnaître *à l'avance ;* car un médicament
si énergique ne peut pas être neutre dans
ses effets , et s'il ne fait pas du bien, il nuit.
On sait déjà que :

1°. Ses bons effets sont d'autant plus certains que la gastro-entérite est plus légère ;

2°. Il réussit mieux chez les individus gras, lymphatiques , peu irritables , que chez les hommes secs, nerveux, très-irritables;

3°. Il offre plus de chances de succès dans les contrées du nord que dans le midi , dans les saisons froides et surtout humides , que dans les saisons chaudes et sèches.

En partant de ces premières données, on pourra , je pense, parvenir à poser des règles fixes pour l'emploi de ce médicament. On se convaincra, en même temps, je n'en doute pas, qu'il est plus qu'inutile de commencer le traitement de toutes *les fièvres par débarrasser les premières voies* , et qu'il est dangereux surtout de *répéter l'usage du vomitif plusieurs fois dans le cours de la même fièvre.* Enfin, en ne s'écartant pas de ces règles , on verra diminuer le nombre des fièvres adynamique et ataxique ; car il est de remarque que ce sont les médecins qui ont le plus fréquemment recours au tartrate d'antimoine et de potasse , ainsi qu'aux autres stimulans, qui trouvent aussi plus d'occasions d'observer ces funestes maladies (1).

---

(1) Cette remarque a été faite depuis long-temps. Baglivi, tome I, p 70, édition de M. Pinel, s'exprime ainsi : « Quandò ego solus ægrotorum meorum curam
» incipio, et meâ methodo febres curo, rarò tales ma-
» lignas febres observo ; sed quandò ad curationem ab
» alio cæptam vocatus sum, quoniam, mente mille
» præjudiciis antecæptâ, curatio febrium instituitur,
» nec oraculis naturæ et magni Senis præceptis aus-
» cultatur, mille differentia et gravia observo acci-
» dentia, quæ frequenter soboles sunt methodi depra-
» vatæ, non verò naturæ morbi. Licet hæc passim ac
» quotidiè in praxi succedant, succedit etiam, ut plu-
» res vidi, dari febres nonnullas in ipso principio
» graves statim ; statim periculosas, et periculosis
» etiam stipatas symptomatibus. Has vulgus vocat
» malignas, id est à venenifero productas humore ;
» *cujus imaginarii et commentitii veneni de causâ* (a),
» innumera statim prescribunt *spirituosa, aromati-*
» *ca, alexipharmaca, calida, volatilia,* et mille
» id genus inter se pugnantia remedia ; quibus quod
» præcavere volunt periculum advocant et augent. »

(a) Aujourd'hui c'est pour combattre l'*adynamie, la diathèse putride, l'inflammation gangréneuse,* que l'on prescrit ces mêmes médicamens. Les motifs sont changés, mais les effets sont les mêmes que du temps de Baglivi

Mais quittons cette digression, et rentrons dans notre sujet.

Nous avons vu que les stimulans ne guérissent pas les fièvres, comme on veut le prétendre, si ce n'est par exception; nous avons prouvé qu'alors même que cela serait, on n'en pourrait pas conclure que ces maladies ne dépendent pas d'une inflammation. Il nous reste donc maintenant à dire quelques mots sur les saignées, car on se rappelle que nos adversaires prétendent qu'elles sont dangereuses ou au moins inutiles dans le traitement de ces affections, et enfin à poser les véritables bases de leur traitement.

On apporte en preuve du danger des saignées, l'exemple de deux médecins de l'hôpital Saint-Eloy à Montpellier, dont l'un, au dire de Tissot, traitait toutes les *fièvres* dites *bilieuses* par les vomitifs, et obtenait beaucoup de succès; tandis que l'autre était moins heureux en employant la saignée dans la même maladie. Mais en rapportant ce fait, on omet une circonstance importante. C'est de nous faire connaître quelle

était la conduite ultérieure de ces deux médecins ; car si l'un corrigeait les effets de son
émétique par des adoucissans, et si l'autre
faisait suivre ses saignées de l'administration
de stimulans de toute espèce, les résultats
obtenus par eux, et qu'on nous oppose, n'ont
plus rien qui doive étonner.

Mais quels qu'aient été les moyens employés par l'un concurremment avec ses saignées, et par l'autre avec son émétique, par
cela seul qu'ils en ont employé *d'autres*, ce
qui n'est pas douteux, les résultats obtenus
cessent de pouvoir rien prouver en faveur
de l'émétique ou contre la saignée. On peut,
avec autant de raison, faire honneur des
succès, dans un cas, à ces *autres moyens*
qu'on ne nous fait pas connaître, et dans
l'autre les accuser des revers, que l'on a
cru pouvoir le faire pour les saignées et les
vomitifs. En un mot, si l'émétique et la saignée n'ont pas été employés *seuls*, comme on
ne saurait en douter, on ne peut pas rapporter à eux *seuls* les résultats bons ou mauvais
auxquels ils n'ont tout au plus que coopéré.

Enfin, il y a plus, la saignée eût-elle été employée seule, l'exemple serait encore mal choisi, car le médecin de Montpellier employait la saignée générale, tandis que ce sont les applications de sangsues auxquelles nous avons recours dans le traitement des *fièvres*. Or, nos adversaires savent comme nous qu'il y a une différence considérable entre les effets produits par l'une ou l'autre de ces émissions sanguines : il y a donc inconséquence ou mauvaise foi de leur part, à donner comme une preuve de l'inutilité d'un moyen que nous employons, l'inefficacité d'un autre auquel nous n'avons pas recours, et dont les effets sont différens.

C'est cependant par des faits ainsi tronqués et de semblables raisonnemens, que l'on espère prouver que la saignée aggrave les *fièvres*. Ne serait-il pas plus simple et plus rationnel d'essayer soi-même ce moyen, avant de prononcer sur sa valeur. On dira peut-être que cette expérience a été faite. Je le nie : car ce ne sont pas des expériences, que ces essais timides et souvent mal dirigés que *j'ai vu* tenter dans la plupart des hôpitaux de Paris. Quand on appliquait, en tremblant, six ou dix sangsues, alors qu'il en eût fallu trente ; ou bien lorsque les mettant en nombre suffisant, on donnait en même temps des boissons amères, stimulantes, on laissait les malades prendre plusieurs bouillons dans le cours de la journée, on les couvrait de sinapismes ou de vésicatoires, etc. ; lorsqu'en un mot, on détruisait d'une main le bien que l'on opérait de l'autre, osera-t-on bien nous dire aujourd'hui que l'on s'est assuré *par l'expérience* du danger ou de l'inutilité de la saignée dans les fièvres ? Non, l'expérience n'a point été faite.

Il y avait un moyen sûr de décider en peu de temps, et d'une manière irrévocable, les graves questions qui nous occupent, et on ne l'a pas mis en usage. Ce moyen consistait à appeler M. Broussais à prouver ses assertions, au lit du malade, devant des commissaires choisis dans le sein d'une société savante. Si l'on eût suivi cette marche, tous

les doutes seraient depuis long-temps dissi-
pés, le procès serait jugé, et l'on n'aurait
point perdu un temps précieux en disputes
stériles. Pourquoi n'a-t-on pas agi de la sorte ?
Des opinions émises par M. Broussais ne
méritaient-elles donc pas un examen sérieux
et imposant ? Quand un homme annonce des
découvertes importantes dans une science,
on lui doit d'autant plus d'attention, qu'il
s'est déjà fait connaître par des travaux re-
commandables. L'auteur de l'*Histoire des
phlegmasies chroniques* n'était-il donc pas
dans ce cas ? Et cependant, bien loin de lui
accorder ce degré d'attention que comman-
dait son nom déjà célèbre, on a crié *à l'in-
novation, au système*, avant presque de savoir ce qu'il allait dire, et l'on ne se croit
pas même obligé aujourd'hui d'apprendre sa
doctrine avant de la combattre. Ah ! quand
je lis que des commissions ont été nommées
pour examiner les prétendues découvertes
d'une foule de charlatans étrangers qu'on ne
manque jamais de bien accueillir en France,
tandis que les recherches de nos savans sont

souvent presque dédaignées; quand je vois
des médecins français, jouissant d'une
haute réputation méritée, traduire et nous
vanter comme des chefs-d'œuvre, des ou-
vrages étrangers qu'ils rougiraient d'avoir
produits, ou bien qui ne sont que des em-
prunts ou des vols faits à notre nation; quand
je vois presque tous nos écrivains médicaux
revendiquer avec complaisance, en faveur
d'un étranger, une idée, une phrase, un mot,
que dans leur scrupuleuse impartialité ils
s'imaginent qu'on veut lui dérober, et com-
pulser au contraire tous les bouquins exotiques
les plus ignorés, pour trouver une phrase
équivoque à l'aide de laquelle ils puissent ra-
vir à un compatriote, surtout s'il est con-
temporain, l'honneur d'avoir émis le premier
une vérité utile, je ne puis m'empêcher de
faire une réflexion pénible. Serait-il donc
vrai, me dis-je, que si M. Broussais eût vu
le jour par-delà les Alpes, le Rhin et surtout
la Tamise, l'humanité recueillerait déjà les
fruits de ses utiles travaux, tandis que si
Jenner était né en France, la vaccine serait

encore persécutée au nom d'Hippocrate et de toute l'antiquité, ou peut-être totalement oubliée ? Ah ! si cette idée affligeante, dont je ne puis me défendre, était fondée, qu'elle serait humiliante pour la médecine française !

Qu'on me pardonne cette nouvelle digression, je me hâte de rentrer dans la question.

Les saignées, bien loin d'être nuisibles ou même inutiles dans le traitement des fièvres, y sont au contraire indispensables, et l'expérience de tous les médecins de bonne foi, qui ont essayé ce moyen depuis que les avantages en ont été signalés, a consacré cette éternelle vérité. Mais, pour être efficaces, ces saignées doivent être locales. Ajoutons en outre, que malgré leur efficacité, elles échoueraient souvent si l'on ne secondait pas leurs effets par la diète sévère, les boissons acidules, gommeuses, délayantes, les fomentations émollientes, un air frais et l'éloignement des causes. En un mot, c'est le traitement anti-phlogistique dans toute son étendue, qui convient dans ces maladies ; tâchons d'en indiquer sommairement les principales bases.

1°. On peut d'abord poser en règle générale, que plus le traitement est actif et énergique, et plus tôt *les fièvres* sont enlevées. Cette loi, commune d'ailleurs à toutes les phlegmasies, ne souffre pas, que je sache, d'exceptions dans celles qui nous occupent, lorsqu'elles sont aiguës. C'est donc toujours un tort de temporiser ou de tâtonner, puisque la maladie est nécessairement plus longue lorsqu'on agit ainsi, et qu'elle peut en outre s'aggraver chaque jour davantage.

Par traitement actif, il faut entendre une diète sévère, des boissons très-légères et des saignées locales abondantes et répétées, mais proportionnées cependant à l'âge, au sexe, à la constitution et au tempérament du malade, ainsi qu'à l'intensité de la phlegmasie.

2°. Les saignées locales sont plus efficaces pratiquées à l'épigastre que partout ailleurs. Les considérations d'anatomie sur lesquelles on s'appuie pour soutenir qu'il serait plus avantageux de les pratiquer à l'anus, peuvent être fort savantes ; mais cette théorie n'étant pas basée sur les faits, s'écroule devant l'expérience. Lorsque cependant la diarrhée se joint à la fièvre, ou, en termes plus exacts, lorsque l'inflammation du colon s'unit à celle de l'estomac et des intestins grèles, on doit appliquer des sangsues à l'anus en même temps qu'à l'épigastre.

3°. On attaque de même *localement* toute phlegmasie qui vient compliquer la gastro-entérite. Mais si cette phlegmasie est celle d'un parenchyme, on doit recourir aux saignées générales. Il est rare, par exemple, qu'en hiver la gastro-entérite ne soit pas accompagnée de la pneumonie; les saignées du bras sont dès-lors indispensables pour détruire l'inflammation du poumon, tandis que l'on combat la gastro-entérite par les saignées locales.

4°. Dans les nuances légères de la gastro-entérite, on peut se dispenser des émissions sanguines. Deux ou trois jours de diète, et des boissons acidules ou gommeuses, suffisent ordinairement pour faire disparaître tous les symptômes.

5°. Les mêmes principes généraux de traitement s'appliquent aux gastro-entérites chroniques ; seulement on doit les modifier suivant la durée probable de la maladie , dont son ancienneté donne à peu près la mesure. Ainsi , si elle est récente , elle sera probablement de peu de durée , le traitement sera par conséquent le même que pour une gastro-entérite aiguë ; seulement on le proportionnera au peu d'intensité de la phlegmasie. Si elle est moins récente , le traitement devra différer en ce que la diète ne pourra pas être aussi sévère , vu la longueur présumée de la maladie ; on la remplacera par un régime adoucissant. Enfin , si elle est très-ancienne , comme il est probable qu'elle durera long-temps encore , en raison de l'altération plus profonde qu'ont subie les tissus, ou de l'habitude de souffrance qui s'est établie dans la partie, on ne peut plus insister ni sur la diète ni sur les saignées locales. C'est du régime adoucissant et du temps qu'il faut attendre la guérison. Cependant il est encore nécessaire de faire des applications de sangsues chaque fois que la phlegmasie s'exaspère.

6°. Les toniques ou stimulans divers offrent des chances de succès assez nombreuses dans le traitement des gastro-entérites chroniques, s'il faut en croire beaucoup de médecins anciens et modernes. Ces médicamens en même temps sont moins lents dans leurs effets que le régime, il serait donc avantageux de s'attacher à déterminer d'une manière précise, comme nous l'avons déjà dit à l'occasion des vomitifs, les cas dans lesquels ils peuvent être utiles. C'est un travail utile à entreprendre. Il existe bien dans les écrits des médecins un assez grand nombre d'observations de gastro-entérites chroniques guéries par des stimulans, d'une manière assez rapide. Mais ces faits sont perdus pour nous, parce qu'on ne nous a point transmis de caractères sûrs, auxquels nous puissions les reconnaître, pour ensuite les combattre par les mêmes armes. Il est remarquable, d'ailleurs, que les maladies qui en font le sujet, ont toujours duré plusieurs mois et souvent plusieurs années, avant d'être

guéries en *huit jours* par le *dernier* médecin
appelé et les *derniers* médicamens employés :
or, il me paraît assez singulier qu'on n'ait
jamais trouvé les moyens de les guérir *promptement*, que lorsqu'elles sont déjà très-an-
ciennes. Le régime et le temps n'auraient-is
pas encore la meilleure part dans ces guérisons ?

Je borne là ce que j'ai l'intention de dire
sur le traitement des fièvres. On sent bien
que, dans un écrit de la nature de celui-ci,
je ne pouvais pas entrer dans plus de détails
que je ne l'ai fait. Je me serais même contenté
de réfuter les objections de nos adversaires,
et j'aurais retranché les considérations générales sur le traitement, par lesquelles je viens
de terminer, si je n'avais cru nécessaire de
bien faire connaître les principaux faits de
la doctrine nouvelle des *fièvres*, afin que
dans la suite on ne nous prêtât plus sespro-
pres erreurs pour se donner le plaisir de les
combattre. C'était le moyen, en outre, de
mettre les lecteurs, qui ne connaissent encore qu'imparfaitement la doctrine, à même
de juger entre ces Messieurs et nous.

Ainsi désormais, plus de fausses accusations possibles. Lorsque M. F....... prétendra que c'est pour *satisfaire à un système exclusif*, que nous versons du sang dans les *fièvres*, on ne le croira plus. On se rappellera que si nous tenons cette conduite, ce n'est point par système, mais bien parce que l'*examen des symptômes* pendant la vie et surtout l'*ouverture des cadavres après la mort*, démontrent que toutes ces maladies dépendent de l'inflammation de la muqueuse digestive. C'est, en outre, parce que l'*expérience clinique, d'accord avec le raisonnement*, nous a convaincus de l'indispensable nécessité des saignées *locales* dans le *plus grand nombre* de ces affections. C'est enfin parce que, le *plus petit nombre* de cas dans lequel ces saignées sont moins efficaces, ou même nuisibles si l'on veut, ne pouvant pas être distingué de cette portion plus considérable dans laquelle elles sont utiles, nous préférons courir la chance de nuire une fois sur dix en les employant, que de nous exposer à nuire neuf fois avant d'être utiles une seule en recourant à des moyens contraires.

Ainsi encore, lorsque ce même médecin avance que c'est *en aveugles* que nous proscrivons du traitement des mêmes maladies, des médicamens stimulans qui, selon lui, comptent de nombreux *succès*, on saura à quoi s'en tenir sur la valeur du mot succès sous sa plume. On se souviendra que, si *nous nous abstenons* de faire usage de ces médicamens, c'est parce que la raison les repousse du traitement d'une phlegmasie ; c'est parce que l'*expérience clinique, d'accord avec le raisonnement*, prouve qu'ils sont nuisibles dans le *plus grand nombre des cas;* c'est parce qu'il n'est pas même certain qu'ils soient quelquefois utiles ; et c'est enfin parce que, comptassent-ils quelques succès bien réels, nous ne pouvons cependant pas nous décider à les employer, nous ne le devons même pas, tant qu'on ne nous aura pas appris à distinguer, d'une manière certaine, les cas dans lesquels ils sont utiles, d'avec ceux, *plus nombreux*, dans lesquels ils nuisent, puisque, faute de cette connaissance, nous

nous exposerions en les employant à commettre des méprises funestes et *nécessairement plus nombreuses* que nos réussites.

Mais lorsque M. C..... répétera que *toutes les méthodes de traitement ont été essayées et jugées* (1) dans les fièvres, et qu'il faut en rester à celle qu'il met en pratique ; quand il nous accusera surtout d'attacher à la question de l'essentialité plus d'importance qu'elle ne mérite ; enfin quand il dira que *toute cette grande question se réduira un jour à changer le nom de quelques maladies* (2), ou en d'autres termes, que ce n'est qu'une vaine dispute de mots qui nous occupe, force sera de se taire et d'admirer, car je ne connais pas de réponse honnête à de telles vérités. Taisons-nous donc et admirons !

Je crois avoir suffisamment réfuté les objections contre la nouvelle doctrine des fièvres, puisées dans les causes, les symptômes et le traitement de ces maladies. Je vais m'oc-

---

(1) Nouveau Journal de Médecine, t. VII, p. 96.
(2) *Idem*, page 96.

cuper maintenant de quelques autres, que, sans beaucoup d'efforts, j'aurais peut-être pu rattacher aux divisions que je me suis tracées, mais qui auraient entravé la marche de la discussion.

CHAPITRE IV.

Encore quelques objections réfutées.

La première objection dont je vais m'occuper, appartient à M. C..... Ce médecin veut prouver qu'il y a des maladies générales, et une des preuves qu'il en apporte, c'est que, dit-il (1), on voit fréquemment des malades chez lesquels toutes les fonctions offrent un trouble médiocre, sans qu'aucun organe paraisse plus particulièrement affecté. Il est bien vrai qu'il ajoute que comme l'individu survit, il est impossible de démontrer qu'aucun organe ne soit lésé, ce qui réduit son assertion à la simple valeur d'une conjecture. Mais on sait que les conjectures de M. C..... sont autant d'oracles que la renommée, dont il est l'enfant gâté ; s'empresse

____

(1) Nouveau Journal de Médecine, etc., page 84.

de publier comme infaillibles; celle-ci réclame donc la même attention, de notre part, que nous avons accordée à tout ce qui est sorti de sa plume.

Oserai-je demander avant tout à M. C..... comment il nomme ces troubles médiocres de toutes les fonctions, sans foyer principal d'irritation, et qu'il regarde à cause de cela comme des maladies générales? Je crains qu'il ne soit un peu embarrassé pour me le dire, je vais donc l'aider. N'aurait-il pas voulu, par hasard, désigner, par cette vague définition, certaines maladies que la Gazette de Santé place tous les mois à la tête de son tableau de celles traitées dans les hôpitaux de Paris, et qu'elle appelle des *fièvres non caractérisées?* Je le crois, ou plutôt j'en ai la certitude, car tel est le nom que j'entends donner par M. C..... lui-même, depuis quatre ou cinq ans, aux troubles médiocres dont il est ici question, et c'est, j'espère, ce dont il conviendra franchement. Or, me sera-t-il permis de lui faire une seconde question. Qu'entendez-vous, M. C....., par une *fièvre non-caractérisée*. Vous ne voulez probablement pas dire que l'individu qui est atteint d'une telle fièvre, soit malade imaginaire, il ne souffre que trop réellement. Vous voulez donc donner à entendre qu'il a une maladie *que vous ne connaissez pas*, parce qu'il lui manque quelques uns des traits sous lesquels elles sont toutes peintes dans les nosographies. Nul doute que ce ne soit là votre intention. Oh ! dès-lors, voici encore une nouvelle occasion d'admirer votre sagacité, que je me reprocherais de laisser échapper. Vous nous donnez comme preuve de l'existence des maladies générales, celles précisément dont la nature vous est inconnue... Comment donc !.... Mais c'est tout-à-fait conséquent. J'avais cru d'abord qu'elles ne pouvaient être pour vous ni locales ni générales, puisque vous ne les connaissez pas ; mais, en y réfléchissant, j'ai bien vu que c'était le sublime de la dialectique, que de se faire des argumens même de ce qu'on ignore. Il me reste cependant encore quelques doutes. Le célèbre professeur Pinel assure qu'il n'y a pas de *fièvres simples ou non-carac-térisées ;* que toutes sont ou muqueuses, ou bilieuses, etc. Il n'y aurait donc pas de fièvres sans foyer principal d'irritation, puisque nous avons prouvé que celles qui portent ces noms dépendent toutes de la lésion de la membrane muqueuse de l'estomac et des intestins. En vérité, je m'y perds, M. C....., tirez-moi de cette incertitude, puisque c'est vous qui êtes cause que je m'y trouve plongé. Apprenez-moi, je vous en conjure, s'il est bien vrai qu'il y ait des *fièvres non-carac-térisées, qui ne dépendent de la lésion d'au-cun organe,* et en quoi elles diffèrent de vos *fièvres essentielles qui n'en dépendent pas non plus ;* enfin donnez-moi, en même temps, la valeur de tous ces mots que je ne comprends pas bien encore. Je sais bien que le mot *fièvre,* vient de *fervor,* qui veut dire *chaleur ;* mais ce sont les épithètes qui m'embrouillent. *Fièvre algide,* par exemple, cela signifie donc *chaleur glaciale ?* Eh bien, voilà ce que je ne comprends pas. Vous m'ex-pliquerez tout cela, n'est-ce pas, M. C.....?

Quand cessera-t-on d'associer ainsi des expressions insignifiantes, dont l'une ne semble ajoutée à l'autre que pour en rendre le sens, déjà obscur, plus inintelligible encore? Ne voit-on pas que de ces alliances monstrueuses de mots, stupéfaits de se trouver ensemble, il ne peut naître que des erreurs? Ne sait-on pas, par expérience, qu'il suffit de prononcer, dans un cercle de médecins, certains mots, tels que *fièvre*, *phthisie*, *goutte*, et une foule d'autres, pour qu'à l'instant toute discussion paisible en soit bannie, et pour qu'il soit même dès-lors impossible de se comprendre réciproquement? Ignore-t-on que depuis des siècles on dispute, sans que cela paraisse devoir finir encore, sur la valeur de chacune de ces expressions en particulier? Et on ose bien après cela leur accoler des épithètes telles que celles de *non-caractérisées*, *larvées ou masquées*, etc., qui, bien loin d'en éclaircir le sens, ne sont propres qu'à l'obscurcir davantage, puisqu'elles sont toutes négatives de propriétés. Continuez, continuez de vous y prendre ainsi pour élever l'édifice de la médecine ; moi je vous prédis que vous serez bientôt arrêtés dans la construction de cette nouvelle tour de Babel, par une nouvelle confusion des langues. Mais revenons à M. C.....

Nous avons vu que ce médecin regarde comme des maladies générales toutes celles dont il ne reconnaît pas le siége. Il nie qu'elles en aient un, par cela seul qu'il l'ignore. S'il se fût borné là, je me serais, de mon côté, dispensé de rien ajouter à ce que je viens de dire sur cette matière. Mais M. C..... donne en même temps à entendre à ses lecteurs que, si nous assignons un siége à la plupart des maladies qui n'en ont pas pour lui, c'est arbitrairement ou en exagérant l'importance de certains symptômes. Il est donc indispensable que je prouve qu'il n'en est point ainsi, et que, si nous parvenons à découvrir ce siége, c'est en employant des méthodes d'investigation auxquelles il néglige sans doute d'avoir recours, ou qui lui sont peut-être inconnues. Les détails dans lesquels je vais entrer à ce sujet sont un peu longs ;

mais, outre qu'ils sont nécessaires à notre dé-
fense, ils m'ont paru assez importans par eux-
mêmes pour justifier l'emploi du temps que
je vais leur consacrer.

Une seule méthode est enseignée dans les
écoles, pour apprendre à connaître le siége
des maladies. Elle consiste à rapporter directement les symptômes que l'on observe
à la lésion d'un organe ou d'un tissu, d'a-
près la connaissance que l'on a de leurs fonctions et de leurs propriétés, puis à vérifier
son diagnostic par l'examen des cadavres.
Ainsi, lorsqu'un malade se présente avec de
la gêne dans la respiration, de la toux,
une douleur profonde d'un côté du thorax,
des crachats mêlés de sang, une pommette
plus colorée que l'autre, un pouls plein,
et une chaleur halitueuse, on prononce qu'il
a pneumonie. S'il meurt, l'ouverture du cadavre confirme ce diagnostic. S'il survit,
comme des symptômes identiques ne peuvent pas dépendre de lésions différentes, on
compare les symptômes observés dans cette
circonstance avec ceux qui accompagnent

constamment la lésion du poumon, constatée par l'ouverture des cadavres, et s'ils sont les mêmes, on en conclut avec certitude la même lésion du poumon. Ainsi de suite pour tous les organes.

Cette méthode est très-certainement excellente, aussi toutes les maladies qui sont aiguës peuvent-elles être facilement diagnostiquées par elle. Mais lorsque les symptômes, en raison de leur peu d'intensité, sont difficiles à interpréter, lorsque les différences ne sont presque pas marquées entre ceux qui sont directs et ceux qui ne sont que sympathiques ; en un mot, dans la plupart des affections chroniques, dans ces maladies qui, suivant M. C....., ne se *dessinent* qu'après plusieurs mois de durée (1), ce moyen d'investigation ne peut plus suffire. Aussi M. C....., qui n'en possède pas d'autre, comme on n'en saurait douter après la lecture de ses *Élémens de pathologie générale*, fait-il de la plupart de ces maladies, en attendant qu'elles se

____

(1) Élémens de pathologie générale, page 406.

dessinent, des *fièvres nerveuses*, des *névroses*, etc. ; en un mot, des maladies générales, auxquelles il donne quelquefois le nom du symptôme le plus saillant, ou plutôt de celui sur lequel il fixe le plus son attention. Mais ces affections sont encore locales, car il en existe bien peu qui ne le soient pas ; il est toujours possible de reconnaître l'organe ou le tissu souffrant qui les provoque, et, pour arriver à cette connaissance, deux autres méthodes sont à la disposition du médecin physiologiste. Nous allons les exposer successivement, avec l'intime conviction que, lorsque M. C..... les aura employées, le nombre des maladies dans lesquelles aucun organe ne lui *paraît* affecté, diminuera pour lui dans la même proportion qu'il s'est déjà restreint pour nous depuis long-temps.

La première, que l'on pourrait appeler méthode d'exclusion, consiste à interroger tous les organes et les tissus les uns après les autres, jusqu'à ce que l'on arrive à celui qui donne la raison suffisante de tous les symptômes observés. Mais comme il est un ordre à suivre dans cet examen pour le rendre utile, je vais entrer dans quelques détails à ce sujet.

On commence par examiner rapidement et superficiellement les parties contenues dans la tête, au cou, dans la poitrine, puis dans l'abdomen, et, dans cette première revue, on s'attache à exclure, pour ne plus s'en occuper, tous les organes ou tissus sur l'intégrité desquels il n'est pas possible de concevoir le moindre doute; et l'on note tous ceux qui donnent les soupçons les plus légers de lésion. Ce premier travail achevé, on procède à un second examen, qui, bien entendu, ne roule plus que sur les organes ou tissus soupçonnés. On fait donc un nouveau choix parmi eux, ou, pour parler plus exactement, une seconde exclusion, qui porte sur ceux dont la souffrance n'est *bien évidemment* que sympathique, en réservant encore, pour les soumettre à un examen ultérieur plus approfondi, ceux qui laissent quelques doutes. C'est enfin dans un troisième examen, que mettant à profit tous les faits d'anatomie pathologico-physiologique qui peuvent avoir quelque rapport avec les symptômes que l'on observe, on parvient à déterminer le tissu lésé. On procède encore par voie d'exclusion. On écarte successivement tous les tissus dont la lésion ne donne pas la raison suffisante des symptômes que l'on a sous les yeux, et l'on arrive ainsi au vrai siége du mal. Et si quelquefois on est encore embarrassé pour prononcer entre deux tissus, il est plus que probable alors qu'il y a lésion de tous les deux, complication.

Mais il existe des cas où cette méthode ne peut pas même être mise en pratique : ce sont ceux où il n'y a pour ainsi dire pas de symptômes. Ainsi un malade se présente, il n'accuse qu'un *malaise général*, l'examen le plus attentif ne fait rien découvrir qui puisse servir à déceler la cause de ce malaise ; cependant ce malade est dans cet état depuis quelque temps, il maigrit, ses forces s'épuisent, et ses jours seront incessamment compromis si l'on n'y porte remède. Certainement il importe beaucoup que le médecin sache où réside le mal qui consume cet individu, car il n'y a pas de traitement rationnel possible sans cette connaissance, et le traitement empirique est trop chanceux. Comment donc parviendra-t-on à acquérir cette connaissance ? En ayant recours à la méthode suivante.

Qu'est-ce qui s'oppose dans cette circonstance à ce que le siége de la maladie puisse être découvert ? Nous venons de dire que c'est l'obscurité des symptômes. Qu'y a-t-il donc à faire pour écarter cet obstacle ? Il n'y a qu'un seul parti à prendre, c'est de faire en sorte que les symptômes se prononcent davantage. Or, pour parvenir à ce but, rien de mieux à faire que d'administrer un excitant. Il arrive alors de trois choses l'une : ou bien le malade est soulagé ; dans ce cas, il est vrai, l'incertitude n'est pas dissipée, mais on continue de le traiter empiriquement par cet excitant qui le soulage : ou bien il n'éprouve aucun changement, et alors on recommence, en augmentant la dose du stimulant : ou bien enfin les symptômes deviennent plus saillans, l'organe affecté devient

le plus ordinairement douloureux, et dès-
lors le but est atteint, le siége du mal est
découvert. Car, encore bien que la stimula-
tion ne soit exercée que sur l'estomac, on
sait qu'elle réveille plutôt la douleur d'une
autre partie du corps, si cette partie est affec-
tée, qu'elle n'excite celle de cet organe lui-
même. C'est ainsi que chez les *goutteux*, les
phthisiques, etc., l'ingestion d'une boisson spiritueuse détermine plutôt des douleurs
dans les articulations, la poitrine, qu'elle ne
provoque une gastro-entérite même légère.
Il est presque superflu d'ajouter que si les
symptômes ainsi rendus plus saillans n'indiquent que la lésion de l'estomac, c'est que le
malade soumis à l'expérience est atteint d'une
gastro-entérite chronique.

Mais le cas que je viens d'examiner est rare.
Il est très-fréquent, au contraire, de rencontrer des malades chez lesquels ce *malaise
général* n'existe que depuis un ou deux jours,
et peut être dissipé par vingt-quatre ou qua-
rante-huit heures de diète. Faut-il, dans ces
cas, administrer un stimulant, au risque de

faire une maladie sérieuse de ce qui n'eût été qu'une indisposition; ou bien doit-on renoncer à en connaître le siége? Nul doute que ce ne soit ce dernier parti qu'il faille embrasser; les motifs en sont trop évidens pour qu'on ne nous dispense pas de les exposer. Nous pourrions peut-être prouver, par des considérations physiologiques, que la plupart de ces indispositions passagères reconnaissent pour cause l'irritation de l'estomac : mais pour éviter de prolonger, presque sans nécessité, cette discussion, nous préférons accorder à nos adversaires qu'ici le siége de la maladie nous reste caché. Nous les prierons toutefois de bien remarquer, que l'impossibilité de désigner ce siége ne commence pour nous, que lorsqu'il cesse d'être important pour les malades que nous acquérions cette connaissance.

Tels sont les moyens à l'aide desquels nous parvenons à déterminer, dans la plupart des maladies, quel est le tissu principalement affecté. On voit que ce n'est point en accordant à certains symptômes une valeur qu'ils n'ont pas, comme M. C..... nous accuse de le faire. Ce médecin prétend, par exemple, que nous regardons comme *signes presque pathogno-moniques d'une phlegmasie toute douleur soit-elle obscure, mobile ; tout changement dans la sécrétion d'un organe* (1). Il se trompe. Ces signes ne suffisent jamais pour nous faire prononcer qu'un organe est *enflammé*, ils nous indiquent seulement que cet organe est mo-difié, et nous attendons toujours que de nou-veaux signes viennent nous apprendre de quelle nature est sa modification. Il ajoute que *la rougeur des bords de la langue* est pour nous *un signe de gastrite* (2), ou inflam-mation de l'estomac. Seconde erreur de sa part. Nous disons que ce signe isolé indique l'*irritation* de l'estomac, mais qu'il est com-patible avec la santé la plus parfaite ; et nous ajoutons qu'il annonce l'*inflammation* de cet

---

(1) Nouveau Journal de Médecine, Tome VII, page 85.

(2) *Idem*, page 85.

organe, lorsqu'il est accompagné de la perte
de l'appétit, la soif, la fréquence du pouls,
la chaleur âcre de la peau, etc., en un mot,
des symptômes des *fièvres*. Enfin M. C..... af-
firme que notre opinion est, que la *fréquence
du pouls* ne peut exister sans être précédée
par l'irritation de l'estomac qui en est la *cause
nécessaire* (1). C'est une troisième erreur.
Nous disons que lorsque le pouls est plus fréquent que de coutume, *quelle qu'en soit la
cause*, on peut être presque certain que l'estomac est irrité, ou, en d'autres termes, qu'aussitôt que la douleur d'un point quelconque du
corps est assez vive pour éveiller des sympathies, le cœur et l'estomac, *en même temps,
avant tous les autres organes, et souvent
seuls*, partagent cette douleur, et donnent la
preuve de cette *conscience* (2) *simultanée,*
l'un en précipitant ses contractions, et l'autre
en refusant les alimens. En un mot, nous

____

(1) Nouveau Journal de Médecine, Tome VII,
page 85.
(2) Consensus.

disons que *ces deux sympathies sont presque inséparables* (1). Si, réduites ainsi à leur véritable expression, ces opinions paraissent encore erronées aux yeux de M. C....., nous le prions de nous le prouver, cela vaudra mieux que de dire *qu'elles ne méritent pas une réfutation sérieuse,* ce qui ressemble trop à un argument de l'impuissance. Enfin, pour qu'il ne se trouve plus exposé à nous prêter des opinions qui ne nous appartiennent pas, et par suite à combattre des chimères, nous l'engageons fortement à apprendre la nouvelle doctrine avant de rentrer dans la lice.

Nous venons de voir comment on peut parvenir à reconnaître le siége des maladies; mais le diagnostic reste incomplet, tant qu'on n'en détermine pas en même temps la nature, c'est-à-dire, en quoi consiste la lésion du tissu qui les détermine. Les bornes de cet écrit ne nous permettant pas d'entrer dans les

____

(1) Si l'on persiste à conserver le mot *fièvre*, et qu'on veuille lui donner un sens précis, on peut lui faire exprimer le fait de la réunion de ces deux sympathies.

détails que réclame l'importance du sujet; je vais exposer, le plus brièvement qu'il me sera possible, quelques unes de nos opinions sur cette matière. Je choisirai les plus générales et les plus essentielles.

Nous pensons d'abord que ce serait une véritable dérision dans l'état actuel de la science, que de persister à diviser en genres, espèces et variétés, les maladies considérées abstractivement, une telle division ne pouvant s'appliquer qu'à des êtres (1), et jamais à des abstractions. D'où nous concluons que l'on ne peut plus faire consister la nature des maladies dans *les mots* qui consacrent de telles divisions, et que le diagnostic ne doit plus être *l'art de deviner des énigmes à mot variable.*

Nous pensons que la *véritable* nature des maladies consiste dans les altérations diverses des tissus, et le véritable diagnostic dans l'art de reconnaître ces altérations pendant la vie.

-----

(1) Ces divisions elles-mêmes prouvent évidemment que l'on a fait *des êtres* de toutes les maladies.

Nous pensons qu'il ne faut pas cependant créer autant de maladies qu'il y a de différences dans les altérations dont est susceptible un même tissu; mais que toutes les lésions d'un même organe ou d'un même tissu, qu'aucun symptôme ne peut faire distinguer entre elles pendant la vie, quelles que soient d'ailleurs les différences physiques ou chimiques qui les séparent après la mort, doivent être réunies sous une dénomination commune pour ne former qu'une seule et même maladie, par la raison toute simple, qu'agir autrement, ce serait *faire des maladies pour les cadavres.*

Nous pensons qu'il faut étudier avec soin l'ordre de succession naturelle des transformations, par lesquelles les tissus passent nécessairement avant de se montrer tels que nous les offrent les cadavres, afin d'éviter de faire des maladies différentes de plusieurs degrés de la même.

Nous pensons qu'il est indispensable de remonter jusqu'aux premiers changemens d'organisation qui précèdent *constamment* tous les autres, si l'on veut éclairer parfaitement la nature des maladies.

Nous pensons que ce sont ces premiers changemens d'organisation qui doivent servir de base aux théories médicales, puisque ce sont les faits les plus généraux.

Nous pensons enfin qu'on ne doit jamais isoler l'histoire des lésions, du tableau des symptômes qui les accompagnent, si l'on veut que le diagnostic en soit possible.

Si j'ajoute à cela que nous ne croyons pas à l'innéité de certaines altérations de tissu ; à l'utilité des descriptions séchement géométriques, par angles, bords, faces, dimensions, etc., que l'on fait de toutes ces altérations ; à l'existence de ce *quelque chose* de M. Bayle, « dans l'art du diagnostic, qui ne « peut être transmis par des paroles, ni par « des écrits, de celui qui le possède à celui « qui l'ignore ; » enfin, à la nécessité d'attendre pour fixer son jugement sur la nature d'une maladie chronique, un ou deux mois pour lui donner le temps de se *dessiner ;* on aura une idée assez complète de nos opinions sur la nature et le diagnostic des maladies. J'ai cru devoir en faire l'exposé rapide, pour éviter que, faute de les connaître, on ne nous fît encore des objections sans fondement. En voilà assez sur cette matière.

Nous allons nous occuper maintenant de la réfutation d'une objection à laquelle MM. C..... et F....... paraissent attacher une grande importance , car ils la reproduisent tous les jours et sous toutes les formes. Ces médecins prétendent que l'inflammation *des fièvres graves est essentiellement gangréneuse, et que la désorganisation putride lui est aussi essentielle qu'à la pustule maligne* (1). Si cette opinion était fondée , elle renverserait en partie la nouvelle doctrine ; elle réclame donc toute notre attention.

Fort heureusement, il ne nous sera pas difficile de démontrer que c'est une hypothèse que ces messieurs ont imaginée pour justifier l'emploi de leurs chers toniques. En

---

(1) Nouveau Journal de Médecine , Tome VII , Bulletins de la Faculté , page 58.

effet, quel est le caractère de *l'inflammation gangréneuse* de la pustule maligne ? c'est de nous présenter la gangrène marchant *immédiatement* sur les traces de l'inflammation, ou la précédant peut-être ; en un mot, les deux phénomènes s'accompagnant toujours. Or, ces Messieurs ont-ils *prouvé* qu'il en fût de même dans l'inflammation des fièvres ? non, ils se contentent de le *dire*. Ont-ils au moins trouvé fréquemment des plaques gangréneuses à côté des ulcérations du tube digestif ? très-rarement, car M. C..... n'en cite pas un seul exemple dans le tableau qu'il donne des lésions que l'on rencontre dans ce conduit. Eh bien donc, sur quel fondement s'appuient-ils pour soutenir que cette gangrène est inévitable, s'ils n'en trouvent presque jamais de traces sur les cadavres ? un tissu ne peut-il donc s'ulcérer sans gangrène préalable ? dans le cas qui nous occupe, les traces presque constantes d'inflammation accompagnant les ulcères, ne suffisent-elles pas pour en expliquer la formation ? Est-il nécessaire ou même raisonnable de recourir, pour cela, à l'existence d'une gangrène que rien ne démontre ? Qu'est-ce donc qu'une gangrène inévitable, nécessaire, et qui cependant ne se montre presque jamais ? et à supposer même qu'on la rencontrât aussi souvent dans les cadavres que cela est rare, si nous avons démontré que l'inflammation existe avant la fièvre puisqu'elle en est la cause, et si du propre aveu de M. C..... la désorganisation ne survient qu'après huit ou dix jours, cette gangrène devrait être considérée comme le résultat d'une inflammation portée à l'excès, car elle ne présenterait plus le caractère de celle de la pustule maligne, qui est de suivre *immédiatement*, ou de précéder, ou d'accompagner la phlegmasie. Mais il n'en est même point ainsi, cette gangrène est très-rare ; c'est donc une hypothèse toute gratuite que ces Messieurs ont créée.

Veut-on savoir maintenant ce qui a conduit à faire cette supposition. C'est encore le prétendu succès des toniques ? On a dit : les fièvres graves guérissent par les toniques ; donc si elles sont accompagnées d'inflammation , cette inflammation ne peut être que *fausse , spécieuse ; gangréneuse* enfin , pour la comparer à quelque chose de connu. Or il y a dans ce raisonnement deux ou trois erreurs palpables. Une erreur de fait , car nous avons démontré que les fièvres graves ne guérissent pas par les toniques , mais quelquefois malgré eux. Une erreur de logique , puisqu'on ne peut pas conclure la nature d'une maladie de sa guérison par tel ou tel médicament. *Toutes les guérisons du monde ne prouvent rien.* Enfin l'occasion d'un cercle vicieux dans lequel on ne tarde pas à tomber ; car en même temps que l'on conclut la nature de la maladie de son traitement, on ne manque pas de conclure ce traitement de la nature de la maladie. Ainsi , on la dit essentiellement gangréneuse parce qu'elle guérit par les toniques , et on prescrit de la traiter par les toniques parce qu'elle est gangréneuse.

En voilà assez, ce me semble, pour faire sentir combien est peu fondée l'opinion de ces Messieurs sur la nature de l'inflammation des fièvres ; c'est à tort qu'ils la supposent gangréneuse. Je dirai maintenant quelques mots sur ce qu'ils appellent des inflammations *fausses, spécieuses,* et sur l'inflammation en général.

Il est clair qu'ils concluent encore la nature *fausse ou spécieuse* de l'inflammation, du mode de traitement qui a réussi ou n'a pas échoué ; et j'en trouve la preuve dans leurs propres écrits. *Nous considérons toujours comme fausses,* dit M. F......, *des inflammations qu'aggrave la saignée, et que guérissent l'opium, le quinquina et d'autres amers* (1). Or, nous venons de voir ce qu'il fallait penser de cette manière de raisonner ; nous n'y reviendrons donc pas.

Mais nous demanderons si l'on croit sérieusement avoir donné une idée bien juste d'une phlegmasie ; si même on se comprend bien soi-même, en disant qu'elle est *fausse ou spécieuse.* Une inflammation fausse !.....

---

(1) Nouveau Journal de Médecine, Tome VII, Bulletins de la Faculté , page 54.

n'est-ce pas comme si l'on disait, une rougeur fausse, une chaleur fausse, une tumeur
fausse, et une douleur fausse? Or ce langage
est-il possible ? non sans doute. Un tissu est
rouge, chaud, gonflé, douloureux, ou bien
il ne l'est pas; il est *enflammé* ou non. Mais
faussement rouge, chaud, gonflé, douloureux, ou *faussement enflammé*, cela ne se
comprend pas, cela n'a pas de sens et ne peut
pas se dire.

D'où vient ce nouvel et bizarre assemblage
de mots ? de ce qu'à force de tout spiritualiser
en médecine, on a perdu de vue la véritable
signification des mots. On les a séparés
dans son esprit des *faits matériels* qu'ils
étaient destinés à peindre; on a voulu les
étudier d'une manière abstraite; et dès lors
l'imagination, travaillant à son gré sur ces abstractions, a pu leur associer les épithètes les
plus contradictoires. Ainsi *le mot* inflammation fut d'abord destiné à peindre *le fait* d'un
tissu gorgé de sang et douloureux; mais plus
tard on a voulu étudier *l'inflammation*, abstraction faite des tissus du corps humain.

Qu'en est-il résulté? qu'il n'a bientôt plus été possible de s'entendre ni sur le mot ni sur la chose. On a raisonné à perte de vue, ou plutôt déraisonné tout à son aise sur cette chimère, cet *être* fantastique qu'on avait créé. Chacun a pu, selon son caprice, l'affubler d'une épithète de son choix qui, quelque ridicule qu'elle fût, ne pouvait plus choquer, puisque le mot auquel on l'unissait n'avait pas de sens déterminé. De là les expressions vagues que j'ai déjà signalées, auxquelles il faut joindre celle non moins ridicule *d'inflammation asthénique.*

On sait si peu à quoi s'en tenir sur l'inflammation, on en a des idées tellement vagues, que tous les jours encore on nous répète qu'elle est *indéfinissable,* que *d'habiles médecins ont renoncé à la définir.* Mais on rirait d'un astronome, d'un physicien, ou d'un chimiste, qui parleraient de quelque chose d'indéfinissable dans leurs sciences. On leur dirait avec juste raison: de quoi se composent vos sciences? de faits rangés dans leur ordre de succession naturelle, et de

mots pour peindre ces faits, n'est-il pas vrai?
Or que peut-il y avoir d'indéfinissable dans
tout cela? sont-ce les faits? mais qu'est-ce
que définir un fait, si ce n'est le peindre par
des mots qui en retracent une image exacte?
cela ne dépend-il pas toujours de vous?
Sont-ce les mots? mais qu'est-ce donc que
définir un mot, si ce n'est le rapprocher du fait
qu'il exprime. Par conséquent, si vous obser-
vez bien les faits, si les mots qui les expriment, n'expriment qu'eux et les rapports qui
les unissent, les uns et les autres seront toujours définissables. Or faites qu'il en soit
toujours ainsi, car tout cela dépend de vous;
et si vos mots ne peignent rien, s'ils sont
vides de sens, c'est votre faute; mais plutôt
que de vous en laisser imposer par eux, ré-
formez-les, substituez-leur en d'autres. Eh
bien, je tiendrai le même langage aux médecins qui se plaignent continuellement de la
difficulté qu'ils éprouvent à définir l'inflammation. Qu'y a-t-il donc d'indéfinissable dans
ce phénomène? leur dirai-je. Le système capillaire d'un tissu se remplit de sang, et ce

tissu devient rouge, chaud, gonflé et douloureux; pour peindre ce fait par le moins
de mots possible, vous dites que ce tissu est enflammé, et vous appelez *inflammation* la réunion de ces phénomènes. Je vois là *un fait*,
et un mot pour l'exprimer : l'un se définit **par**
l'autre; que voulez-vous donc de plus?
chaque fois que vous prononcerez le mot,
n'êtes-vous pas bien sûrs de frapper de la
même manière tous les esprits? donnera-t-il
à qui que ce soit *l'idée* d'un tissu pâle, froid,
aminci et insensible? non sans doute. Il pein-
dra toujours l'image du fait pour lequel vous
l'avez créé, une injection du systéme capillaire sanguin avec douleur; il a donc un sens
bien déterminé; que voulez-vous donc de
plus? D'un autre côté, chaque fois que le fait
se représentera, quelqu'un sera-t-il embarrassé pour le dénommer? le mot *inflammation*
ne s'offrira-t-il pas immédiatement à tous les
esprits? encore une fois, que voulez-vous
donc de plus? quelle est donc cette définition
de *l'inflammation* que vous cherchez, et à laquelle vous dites que tant de médecins ont

renoncé? Convenez que vous n'en savez rien. Nous ne pouvons cependant pas en faire la matière d'un reproche contre vous; car au milieu de cette immense quantité de mots vides de sens que vos prédecesseurs vous ont légués, il n'est pas étonnant que vous ne vous soyez pas aperçus que l'un d'eux faisait exception; et l'on conçoit que par analogie vous l'ayez cru aussi obscur que les autres.

Mais c'est assez discuter. Nous ne dirons plus que quelques mots sur les irritations intermittentes; après quoi, nous terminerons cette dissertation, que l'on a déjà peut être trouvée trop longue.

Nous regardons les phénomènes des maladies dites *fièvres intermittentes*, comme dépendant de la phlegmasie locale, mais intermittente, d'un organe ou d'un tissu qu'il est toujours possible de déterminer. Voici les principaux faits sur lesquels nous fondons notre opinion.

1°. Les symptômes des fièvres intermittentes sont les mêmes que ceux des phlegmasies continues des divers organes ou tissus.

Ceux des *fièvres* dites *pernicieuses* et *larvées* ne diffèrent en rien des symptômes des irritations continues des divers organes ; et ceux des autres fièvres intermittentes sont en tout semblables aux symptômes des gastro-entérites continues (1). Le frisson et la sueur qui commencent et terminent les accès, se remarquent également au début et à la fin des irritations continues dont l'invasion et la terminaison sont brusques, c'est-à-dire dont l'invasion et la terminaison ressemblent à celles des accès de fièvres intermittentes. Pendant la période de chaleur d'un premier accès, il est impossible à un médecin, quelque habile qu'il soit, de distinguer s'il aura à combattre une phlegmasie intermittente ou une phlegmasie continue.

2°. Les lésions que l'on rencontre à la suite des phlegmasies intermittentes aiguës et chroniques, sont les mêmes que celles qui suivent

---

(1) M. le professeur Pinel regarde les *fièvres intermittentes ordinaires* comme des maladies de la même nature que les *fièvres essentielles* ; c'est donc une autorité en notre faveur.

les irritations continues aiguës et chroniques.
Seulement les traces des phlegmasies intermittentes *aiguës* disparaissent plus souvent
que celles des phlegmasies des mêmes organes lorsqu'elles sont continues; mais cette
disparition plus fréquente est une conséquence *naturelle* du fait même de l'intermittence.

Ainsi, c'est de l'identité qui existe entre
les symptômes des phlegmasies intermittentes
et ceux des phlegmasies continues, c'est de
l'identité qui existe également entre les
lésions cadavériques que l'on rencontre à la
suite des premières et celles que l'on trouve
à la suite des secondes, que nous concluons
l'identité de nature entre les unes et les autres de ces affections. Or chacun sait que
*les symptômes pendant la vie, et les lésions
après la mort*, sont les vraies bases sur lesquelles on doit s'appuyer pour fixer la nature
des maladies.

Mais le traitement qui réussit dans ces
maladies, et les causes qui les produisent,
sont-ils en opposition avec cette consé-

quence ? bien loin de là , ils la confirment.

En effet, de l'aveu de tous les médecins, le traitement dòit être anti-phlogistique *pendant les accès*, il doit être le même absolument que celui des *phlegmasies* continues ; or c'est bien là , j'espère , déclarer positivement que *pendant les accès* on regarde la maladie comme inflammatoire, ou, en d'autres termes, qu'on la regarde généralement comme inflammatoire *tandis qu'elle existe*. Entre les accès, c'est-à-dire lorsque la maladie *n'existe plus* , le traitement consiste dans l'emploi du quinquina , qui en prévient le retour ; mais il est de remarque certaine que le succès de ce médicament est d'autant plus assuré que l'apyrexie est plus complète, et qu'il l'est d'autant moins au contraire qu'il reste plus de chaleur, de fréquence du pouls, etc. ; ce qui s'accorde parfaitement avec ce que nous avançons sur la nature de ces maladies.

Enfin , les causes qui produisent les *fièvres intermittentes* lorsqu'elles agissent d'une manière périodique , développent des *fièvres continues* quand leur action est continue, et réciproquement. Ou, en d'autres termes, les causes sont les mêmes pour la production de ces diverses maladies ; il n'y a de différence que dans le mode d'action.

Qu'opposent à tous ces faits MM. C..... et F.......? peu de chose. M. C..... nous prête deux ou trois erreurs qu'il s'amuse ensuite à réfuter. Il aurait pu s'éviter cette peine. Nous n'avons jamais dit que, dans les fièvres inter-mittentes, la phlegmasie *cessât* lors de la pé-riode de chaleur. Nous n'avons jamais dit non plus que les *fièvres intermittentes ordinaires dépendissent d'une irritation disséminée avec le sang sur toutes les parties intérieures* (1). En réfutant ces propositions, M. C..... a donc combattu des chimères de sa propre création ; ce qui nous dispense d'entrer en discussion avec lui sur ce sujet. Nouvelle preuve, pour ce médecin, de la nécessité d'apprendre une doc-trine avant d'en parler, surtout avant de vou-loir la combattre. M. F...... nous oppose la

---

(1) Nouveau Journal de Médecine, Tome VII, page 93.

difficulté qu'il éprouve *à expliquer, suivant les lois de la physiologie actuelle et d'une manière satisfaisante, l'intermittence d'une inflammation vraie, qui subirait les vicissitudes d'une fièvre d'accès* (1). Mais j'observe d'abord que révoquer un fait en doute, parce qu'on ne *peut pas l'expliquer,* n'est pas d'une très-bonne logique. Ensuite, j'ajoute que cette difficulté n'est pas si grande que ce médecin l'imagine; car, dès l'instant qu'il est *de fait* que la *douleur* peut être et est souvent intermittente, rien n'est plus facile à concevoir, parce que rien n'est plus naturel qu'une injection sanguine ou inflammation qui se montre et disparaît avec cette *douleur :* c'est d'ailleurs *un fait.* L'intermittence de la douleur elle-même est facilement *expliquée* par l'intermittence de la cause qui la produit ; elle l'est en partie, en outre, par la périodicité à laquelle sont soumises la plupart de nos fonctions ; car il est de remarque que ce sont pré-

---

(1) Nouveau Journal de Médecine, Tome VII, Bulletins de la Faculté, page 54.

cisément les organes dans lesquels cette intermittence d'action en santé est le plus marquée, qui sont le plus fréquemment atteints de
phlegmasies périodiques. Ainsi l'estomac vient
en première ligne, puis les articulations, ensuite les yeux, etc. Quant au frisson et à la
sueur qui constituent ce que M. F....... appelle
les vicissitudes d'une fièvre d'accès, je ne crois
pas que ce soit sérieusement qu'il les regarde
comme difficiles à *expliquer suivant les lois de
la physiologie actuelle.* Je me permettrai de
lui demander, d'ailleurs, *si ces vicissitudes* et
le phénomène de l'intermittence lui-même,
lui paraissent plus faciles à *expliquer,* lorsqu'ils
accompagnent une inflammation *fausse ou
spécieuse,* ou bien *une fièvre* ; que lorsqu'ils
accompagnent une inflammation *vraie.*

Je n'entrerai pas dans de plus longs déve-
loppemens sur les *fièvres intermittentes ;* il
faudrait un volume entier pour traiter conve-
nablement cette matière. Je crois, d'ailleurs,
que ce que j'en ai dit suffira pour prouver que
ces affections dépendent constamment d'une
irritation locale, qu'elles sont toujours *symp-*

tomatiques et jamais *essentielles :* or c'est là le seul but que je voulais atteindre. Au surplus, M. C..... nous menace d'un nouvel ouvrage sur les fièvres ; ce sera pour moi une occasion de revenir sur ces maladies ; car je me propose de m'occuper d'une manière toute particulière de cet écrit aussitôt qu'il aura paru.

Il est temps d'en finir. Je crois avoir suffisamment démontré , par les faits et par le raisonnement, que les maladies auxquelles on a donné jusqu'à ce jour les noms de *fièvres essentielles continues* dépendent constamment de la lésion *locale* d'un organe , et que cet organe est la membrane muqueuse du conduit digestif; en un mot, que toutes les *fièvres essentielles continues* des auteurs sont des *gastro-entérites.* Je viens de faire voir que les *fièvres intermittentes* dépendent également d'une irritation *locale ,* ayant très-souvent son siége dans les voies digestives et quelquefois dans les autres organes ; j'arrive donc enfin une seconde fois à cette conséquence : *il n'existe pas de fièvres essentielles.*

Ainsi la nouvelle doctrine des fièvres, *ce système qui joint au vide des hypothèses les préceptes les moins conformes aux leçons de l'expérience clinique*, a pu lutter avec avantage contre les *vérités* annoncées par M. C..... et célébrées par M. F....... Elle soutient sans en être ébranlée les vaines attaques que de toute part on s'efforce de diriger contre elle. Depuis quatre ans, dans les thèses, dans les brochures, dans les journaux, et même dans les chaires de l'enseignement, on a tout essayé pour la renverser, et tout a été inutile. L'insuffisance de tant d'efforts ne devrait-elle pas faire ouvrir les yeux? Ne commencera-t-on pas bientôt à soupçonner, qu'une doctrine qui sort victorieuse de tous les assauts qu'on lui livre, qui fait tourner contre ses détracteurs les armes mêmes qu'ils apportent pour la détruire, et qui chaque jour voit s'augmenter le nombre de ses partisans, malgré les nombreux obstacles qui s'opposent à sa propagation; ne commencera-t-on pas enfin à soupçonner, dis-je, qu'une telle doctrine repose sur autre chose que *sur des sup-*

positions gratuites et des raisonnemens for-
cés (1) ? Espérons qu'on ne tardera pas à s'en
convaincre. Espérons qu'on voudra bien s'a-
percevoir que l'observation, l'anatomie pathologique et la physiologie sont les bases
inébranlables sur lesquelles elle s'appuie et
qu'elle tient d'elle sa solidité ; qu'elle substi-
tue partout la clarté aux ténèbres les plus pro-
fondes ; qu'elle porte la précision et l'exacti-
tude des sciences là où règnent depuis des
siècles le vague et la confusion des hypothèses ;
qu'elle remplace par l'analyse sévère *des faits*
la vaine analyse *des mots et des abstractions*
depuis trop long-temps en honneur dans les
écoles, et surtout qu'elle guérit où d'autres
doctrines donnent la mort.

Quelques médecins sans doute continueront
long-temps encore de la décrier, soit par
amour-propre, soit par habitude de préven-
tion contre tout ce qui porte le cachet de la
nouveauté, soit enfin pour s'éviter la peine

-----

(1) Nouveau Journal de Médecine, Tome VII,
Bulletins de la Faculté, page 44.

de l'apprendre ; mais leur exemple ne sera point contagieux. Quand on aura remarqué que ces médecins osent bien, dans une question *d'anatomie pathologique,* invoquer les noms et l'autorité d'Hippocrate et de Sydenham *qui n'ouvraient pas de cadavres ;* que tout en se vantant de rejeter les hypothèses, ils sont les premiers à rappeler la théorie ridicule des maladies cuites et des maladies crues (1), celle des nombres (2), celle des principes morbifiques (3), celle de la préexistence des germes (4), celle du fatalisme (5), etc., etc. Quand on les aura entendus déclamer contre l'humorisme, et parler l'instant d'après de *matières irritantes et de premières voies à débarrasser ;* soutenir qu'ils ont renoncé au brownisme, et partager tous leurs malades en

---

(1) Coction et crudité des maladies.
(2) Jours critiques.
(3) Principe goutteux, rhumatismal, etc.
(4) Innéité des tubercules.
(5) Incurabilité du cancer.

faibles et en *forts* (1); célébrer enfin la certitude de leur science, et la définir *le hasard éclairé par le calcul des probabilités* (2) : frappé de tant d'inconséquences et de contradictions qui leur échappent et leur échapperont sans cesse, bien loin de se laisser entraîner par leurs déclamations contre la nouvelle doctrine, on sera tenté de la juger d'autant meilleure qu'ils la critiqueront davantage : on

-----

(1) M. C....., dans ses Élémens de pathologie générale, pages 484 et 485, en parlant du degré d'attention que réclame la faiblesse des malades, s'exprime en ces termes : « Cette indication est tellement » urgente qu'elle doit passer avant toutes les autres, » et faire recourir aux moyens propres à relever les » forces, *dans les affections même qui exigeraient* » *des remèdes tout opposés, dans la péripneumonie* » *ou dans toute autre phlegmasie, par exemple.* » Brown se pendrait de dépit s'il pouvait lire cette phrase ; il n'a jamais si bien dit.

(2) M. F......., Nouveau Journal de Médecine, etc. Bulletins de la Faculté, page 43, définit la médecine: *L'empirisme éclairé des lumières de la physiologie et de la pathologie expérimentales.* Cette définition diffère-t-elle beaucoup de celle ci-dessus ?

trouvera tout naturel du moins qu'elle leur paraisse et qu'ils la disent erronée, la vérité ne pouvant qu'être méconnue par qui rend un culte habituel à l'erreur.

FIN.